SpringerWienNewYork

Ingrid Spicker und Anna Schopf

Betriebliche Gesundheitsförderung erfolgreich umsetzen

Praxishandbuch für Pflege- und Sozialdienste

SpringerWienNewYork

Ingrid Spicker
Forschungsinstitut des Wiener Roten Kreuzes
Wien

Anna Schopf
Forschungsinstitut des Wiener Roten Kreuzes
Wien

Springer-Verlag Wien New York ist ein Unternehmen von
Springer Science+Business Media
springer.at

Graphische Gestaltung: Martin Gaal, Springer-Verlag, Wien
Druck: Ferdinand Berger & Söhne Ges.m.b.H., 3580 Horn, Österreich
Gedruckt auf säurefreiem, chlorfrei gebleichtem Papier – TCF
SPIN: 11915119

Mit 11 Abbildungen

Bibliografische Information der Deutschen Bibliothek
Die Deutsche Bibliothek verzeichnet diese Publikation in der Deutschen Nationalbibliografie; detaillierte bibliografische Daten sind im Internet über http://dnb.ddb.de abrufbar.

ISBN-13 978-3-211-48643-6 Springer-Verlag Wien New York

Das Buch entstand im Rahmen des Projekts „PS: Potenzial Sozialkapital" der EQUAL-Entwicklungspartnerschaft „BlickWechsel – Neue Perspektiven für den Gesundheits- und Sozialbereich".

BlickWechsel > Neue Perspektiven für den Gesundheits- und Sozialbereich
ChangingViews > New Perspectives for the Health and Social Sectors

esf _EQUAL

Ein Projekt, gefördert vom Bundessozialamt Landesstelle Wien aus Mitteln der Beschäftigungsoffensive der österreichischen Bundesregierung für Menschen mit Behinderungen (Behindertenmilliarde), des Europäischen Sozialfonds sowie aus den Mitteln des Fonds Gesundes Österreich.

Gesundes Österreich

Wiener Rotes Kreuz
Forschungsinstitut

Vorwort

Die Arbeitswelt der westlichen Gesellschaften befindet sich im Umbruch. Durch die Beschleunigung der Arbeitswelt wächst der Arbeitsdruck und auch die Belastungen wandeln sich: von chemisch-physikalisch-körperlichen Gesundheitsrisiken hin zu immer höheren psychosozialen Anforderungen. Der Dienstleistungssektor – und hier vor allem der personenbezogene – gewinnt massiv an Bedeutung. Diese Entwicklungen werden von fundamentalen demografischen Veränderungen begleitet. Die Erwerbsbevölkerung wird zunehmend älter, in absehbarer Zeit werden ältere ArbeitnehmerInnen einen substanziellen Anteil des Beschäftigungspotenzials der Gesellschaft darstellen. In solch bewegten Zeiten wird es unverzichtbar, bereits frühzeitig Vorsorge für den Erhalt der Gesundheit und damit der Arbeitskraft zu tätigen. Österreichische Unternehmen – sei es im kommerziellen oder im Non-Profit-Sektor – benötigen gesunde, motivierte und leistungsfähige MitarbeiterInnen. Betriebliche Gesundheitsförderung markiert hier einen Erfolg versprechenden Ansatz im Dienste der genannten Ziele.

Laut Luxemburger Deklaration des Europäischen Netzwerkes für Betriebliche Gesundheitsförderung bezeichnet betriebliche Gesundheitsförderung alle gemeinsamen Maßnahmen von ArbeitnehmerInnen und ArbeitgeberInnen zur Verbesserung von Gesundheit und Wohlbefinden am Arbeitsplatz. Gesundheit wird dabei als körperliches, psychisches und soziales Wohlbefinden begriffen. Ganz in diesem Sinne erschöpft sich betriebliche Gesundheitsförderung nicht darin, das Gesundheitsverhalten und die Gesundheitskompetenzen der MitarbeiterInnen zu stärken, sondern bearbeitet auch die Arbeitsbedingungen, Arbeitsabläufe und Arbeitsumwelten. Eine so verstandene ganzheitliche betriebliche Gesundheitsförderung rückt in die Nähe von Organisationsentwicklung und Arbeitsgestaltung. Es gilt, sich frühzeitig und präventiv der Themen Arbeitsorganisation, Sozialkapital, Unternehmenskultur und Führung im Betrieb anzunehmen, um eine gesundheitsgerechte Gestaltung der Lebenswelt „Arbeit" gewährleisten zu können.

Die besondere Arbeitssituation in der mobilen Pflege und Betreuung lässt dieses Arbeitsfeld als ein geradezu prototypisches Handlungsfeld für betriebliche Gesundheitsförderung erscheinen: Einzelarbeit im Außendienst mit wenig Kommunikations- und Austauschmöglichkeiten für die Beschäftigten, dafür aber umso größeren psychosozialen Belastungen und einer schwer wiegenden Verantwortung, das alles noch durch Zeitdruck in der gesundheitsabträglichen Wirkung verschärft. Dem Handlungsbedarf in diesem Sektor stehen bis dato nur wenige Praxisbeispiele der Umsetzung von betrieblicher Gesundheitsförderung gegenüber. Dies wiegt besonders schwer angesichts der geschilderten demografischen Entwicklung, die gerade im Feld der Pflege und Betreuung steigende Beschäftigtenzahlen erwarten lässt.

Umso begrüßenswerter ist das vorliegende Praxishandbuch: Es schließt bestehende Wissenslücken und stellt – gespeist aus eigenen Praxiserfahrungen – eine Wegbeschreibung zur fachgerechten Durchführung betrieblicher Gesundheitsförderungsprojekte in der mobilen Pflege und Betreuung zur Verfügung. Eine gesundheitsdienliche Gestaltung der Arbeitsbedingungen von Pflegekräften und HeimhelferInnen leistet nicht nur einen wertvollen Beitrag zu deren Gesundheit, sondern ist auch als Instrument der Qualitätssicherung in der Pflege- und Betreuungsarbeit zu verstehen, was wiederum den KundInnen und KlientInnen unmittelbar zugute kommt. Das Österreichische Netzwerk für Betriebliche Gesundheitsförderung kann und will eine solche Entwicklung nur unterstützen. Das vorliegende Praxishandbuch, von dem sowohl Führungskräfte und Personalverantwortliche in Pflege- und Sozialdiensten als auch BeraterInnen im Gesundheitsförderungssektor gleichermaßen profitieren werden, ist dazu ein wertvoller Beitrag.

Elfriede Kiesewetter
Koordinationsstelle des Österreichischen Netzwerkes
Betriebliche Gesundheitsförderung

Vorwort

Der Dachverband Wiener Sozialeinrichtungen ist ein Zusammenschluss von mehr als 60 Organisationen im ambulanten, teilstationären und stationären Pflege- und Betreuungsbereich sowie in der Unterstützung von Menschen mit Behinderung. Eines unserer Hauptziele ist es, die von unseren Mitgliedern geleisteten Dienste zu unterstützen, deren Qualität zu sichern und den Ausbau der Pflege- und Sozialdienste in Wien zu fördern.

Mobile Pflege und Betreuung ist ein wachsender und sehr dynamischer Bereich. Seit Einführung des Pflegegeldes im Jahr 1993 wächst nicht nur die Anzahl der MitarbeiterInnen in der Pflege und Betreuung, auch die Anzahl der pflege- und betreuungsbedürftigen Menschen mit komplexem Betreuungsbedarf nimmt laufend zu. Unsere Mitgliedsorganisationen bewältigen diese Veränderungen mit hoher Professionalität, Flexibilität und Qualität. Um die Ansprüche von KlientInnen und Angehörigen optimal zu erfüllen und die zunehmende Dynamik in diesem Feld auch weiterhin positiv zu meistern, braucht es gesunde MitarbeiterInnen.

Neben dem persönlichen Gesundheitsbewusstsein sind es gesundheits- und alternsgerechte Arbeitsbedingungen, die gewährleisten, dass Pflege- und Betreuungskräfte ihren Beruf langfristig mit Freude ausüben können. Eine große Herausforderung, da gerade im mobilen Pflege- und Betreuungsbereich die Arbeitsanforderungen und die körperlichen und psychischen Belastungen hoch sind. Umfassende betriebliche Gesundheitsförderung – wie sie in diesem Praxishandbuch dargestellt wird – trägt zur Entlastung der MitarbeiterInnen bei. Der Beteiligung der MitarbeiterInnen an diesem Prozess kommt dabei ein hoher Stellenwert zu.

Einzelne Mitgliedsorganisationen sehen bereits, dass es in ihrem eigenen – auch betriebswirtschaftlichen – Interesse liegt, für Arbeitsbedingungen mit möglichst wenig gesundheitlichen Belastungen zu sorgen. Das Bemühen um gesunde Arbeitsplätze in der mobilen Pflege und Betreuung ist auch ein Anliegen des Dachverbands. Aus diesem Grund haben wir die Entstehung dieses Praxishandbuches von Beginn an unterstützt. Auch die Arbeit der Plattform „Betriebliche Gesundheitsförderung" im Dachverband Wiener Sozialeinrichtungen zeigt, wie sich Gesundheitsförderung in der mobilen Pflege und Betreuung zu einer gemeinsamen Aufgabe über Organisationsgrenzen hinweg entwickeln kann. Betriebliche Gesundheitsförderung in der mobilen Pflege und Betreuung lebt vom großen Engagement und der Kooperation der Mitgliedsorganisationen. Ein erfolgsentscheidender Aspekt ist aber die Unterstützung durch die überbetrieblichen Institutionen. Ein Engagement auf breiter Basis kann die betriebliche Gesundheitsförderung in der mobilen Pflege und Betreuung wesentlich vorantreiben. Nicht nur für die Dauer einzelner Projekte, sondern auch für einen längerfristigen Transfer in die Praxis.

Ich bin überzeugt, dass dieses Praxishandbuch dazu beitragen wird, betriebliche Gesundheitsförderung im Bereich der mobilen Pflege und Betreuung erfolgreich umzusetzen und danke den Autorinnen. Dieses Buch wird bei vielen MitarbeiterInnen und Organisationen auf großes Interesse stoßen.

Mag[a] Eva-Maria Luger
Geschäftsführung, Dachverband Wiener Sozialeinrichtungen

Über die Autorinnen

Ingrid Spicker, Mag[a]

Geb. 1965; Soziologin, graduierte Organisationsentwicklungs-Beraterin, diplomierte Gesundheits- und Krankenschwester; seit 2001 Mitarbeiterin am Forschungsinstitut des Wiener Roten Kreuzes

Arbeitsschwerpunkte: betriebliche Gesundheitsförderung, Sozialkapital und Gesundheit, Pflege und Betreuung, Projektentwicklung und Projektmanagement

Anna Schopf, Mag[a]

Geb. 1981; Soziologin, Kommunikationswissenschafterin; seit 2006 Mitarbeiterin am Forschungsinstitut des Wiener Roten Kreuzes

Arbeitsschwerpunkte: betriebliche Gesundheitsförderung, Wissenschaftsforschung, Arbeits- und Prekaritätsforschung

Inhalt

Einleitung

Mobile Pflege- und Sozialdienste müssen sich in den letzten Jahren mit vielen Veränderungsprozessen auseinandersetzen. Die Fähigkeiten der Einrichtungen, diese Veränderungen gesundheitsförderlich und mitarbeiterInnenorientiert zu gestalten, entscheidet künftig nicht nur über die Attraktivität und Leistungsfähigkeit der Organisationen, sondern wirkt auch auf die Pflege- und Betreuungsqualität. Denn die Zufriedenheit der KlientInnen und ihrer Angehörigen wird wesentlich vom gesundheitlichen Wohlbefinden der Pflege- und Betreuungskräfte beeinflusst.

Neue Problemlösungen sind gefragt

Derzeit führen steigende Anforderungen an Qualität und Effizienz bei gleichzeitig knapper werdenden Ressourcen zu einer Arbeitsverdichtung in den Pflege- und Betreuungseinrichtungen. Immer weniger MitarbeiterInnen müssen immer mehr und komplexere Aufgaben übernehmen. Durch diese Entwicklung verändern sich auch die Arbeitsbedingungen der mobilen Pflege- und Betreuungskräfte: ihre gesundheitlichen Belastungen nehmen zu. Nicht selten sind so genannte „Organisationskrankheiten" (vgl. Badura und Hehlmann 2003) die Folge dieser Situation: sinkende Motivation, innere Kündigung, eine allgemeine Verschlechterung des Betriebsklimas, übermäßige Fluktuation (und damit vor allem ein Verlust von Erfahrungswissen und Sozialkapital) und steigende Krankenstandszahlen. Arbeitsbedingte Erkrankungen sind nicht nur ein individuelles Problem der einzelnen Pflege- und Betreuungskraft, sie verursachen auch betriebs- und volkswirtschaftliche Kosten. In einem zunehmend schwieriger werdenden betrieblichen Umfeld stehen ManagerInnen und Führungskräfte in Pflege- und Sozialdiensten vor der Aufgabe, sich der Gestaltung gesundheitsförderlicher Arbeitsbedingungen anzunehmen. Gefragt sind Strategien und Maßnahmen, in denen sich gesunde Arbeitsbedingungen mit betriebswirtschaftlichen Aspekten vereinbaren lassen.

Betriebliche Gesundheitsförderung als Strategie

Betriebliche Gesundheitsförderung (BGF)[1] ist eine zentrale Strategie für die Schaffung gesundheitsförderlicher Arbeitsbedingungen in der mobilen Pflege und Be-

---

[1] In diesem Handbuch wird der Begriff „betriebliche Gesundheitsförderung" verwendet, so wie er im europäischen Grundlagendokument der BGF – der „Luxemburger Deklaration" – definiert ist (vgl. Kap. 3. 1.). In den letzten Jahren wird auch der Begriff „betriebliches Gesundheitsmanagement" verwendet, der dann meist den „Arbeits- und Gesundheitsschutz" und die „betriebliche Gesundheitsförderung" gemeinsam umfasst und/oder die Integration von Gesundheit in bestehende Managementsysteme meint.

treuung. Sie ermöglicht es Pflege- und Sozialdiensten, ihre Arbeitsbedingungen im Hinblick auf die Gesundheit der MitarbeiterInnen systematisch zu verbessern und trägt zur Attraktivität der Einrichtungen bei. BGF nützt damit

- den Einrichtungen und ihren MitarbeiterInnen
- den pflege- und betreuungsbedürftigen Menschen
- den Sozialversicherungen
- der Volkswirtschaft

Vernetzung der AkteurInnen

Wichtige AkteurInnen der BGF sind daher nicht nur die ArbeitgeberInnen, die Beschäftigten, ihre Interessenvertretungen und die ExpertInnen des ArbeitnehmerInnenschutzes, sondern auch die VertreterInnen der Kranken-, Unfall- und Pensionsversicherungen sowie Bund, Länder und Gemeinden. Sie alle tragen die Folgen „unterlassener betrieblicher Gesundheitsförderung" (vgl. Bertelsmann Stiftung und Hans-Böckler-Stiftung 2004; Demmer 1995). Insofern sind die überbetrieblichen AkteurInnen aufgerufen, die Einrichtungen bei der Umsetzung von BGF zu unterstützen.

Mobile Pflege und Betreuung – ein junges Feld für die betriebliche Gesundheitsförderung

Viele Beispiele der letzten Jahre zeigen, dass betriebliche Initiativen für die Gesundheit prinzipiell überall möglich sind: in großen und kleinen, in privaten und öffentlichen Unternehmen aller Branchen (vgl. z. B. Meggeneder und Hirtenlehner 2006; Österreichische Kontaktstelle für betriebliche Gesundheitsförderung 2006; AOK Bundesverband 2005b; BAuA 2005b; Meggeneder et al. 2005; Kriener et al. 2004). Die Praxis zeigt allerdings auch, dass BGF bislang vor allem in männerdominierten Branchen (Papier- und Metallindustrie, Druckereien usw.) stattfindet, wohingegen frauendominierte Arbeitsbereiche (Pflege, Reinigungsgewerbe, Handel usw.) noch unterrepräsentiert sind (Pirolt und Schauer 2005: 13). Deutlich wird ebenso, dass die Gründe zur Einführung von BGF sehr unterschiedlich sein können. Oft sind es aktuell erkannte Probleme und der daraus resultierende Handlungsdruck (z. B. hohe Krankenstandszahlen, gesundheitliche Beeinträchtigungen der MitarbeiterInnen), aber auch eine vorausschauende betriebliche Gesundheitspolitik kann das Motiv darstellen (z. B. BAuA 2005b; Meggeneder et al. 2005; Badura und Hehlmann 2003). Während Gesundheitsförderung in österreichischen Spitälern und stationären Pflegeeinrichtungen zunehmend Verbreitung findet,[2] gibt es österreichische Gesundheitsförderungsinitiativen im Setting „mobile Pflege und Betreuung" erst vereinzelt.[3] Dies gilt ebenso für die Schweiz. Hier konnte lediglich eine dokumentierte BGF-Initiative im Bereich Hilfe und Pflege zu Hause ausfindig gemacht werden.[4] Auch in Deutschland sind für die mobile Pflege und Betreuung deutlich weniger abgeschlossene BGF-Projekte identifizierbar als für die stationäre Altenpflege (vgl. BAuA 2005b). Hervorzuheben sind hier die Veröffentlichungen der Berufsgenossenschaft für Gesundheitsdienst und Wohlfahrtspflege sowie die Arbeit im Rahmen des PIZA-Projektes.[5] Besondere Beachtung verdient auch das deutsche Netzwerk INQA[6], das sich im Rahmen des Schwerpunkts „Gesund pflegen" für die Verbreitung guter Praxis-Lösungen für eine gesundheitsförderliche Arbeitsgestaltung in Pflegeorganisationen engagiert.

Betriebliche Gesundheitsförderung ist machbar

Die Umsetzung von BGF in der mobilen Pflege und Betreuung stellt in mehrfacher Hinsicht eine besondere Herausforderung dar. Sie liegt vor allem darin, dass mobile Pflege und Betreuung allgemein ein zugleich belastungsintensiver und mit geringen Ressourcen ausgestatteter Tätigkeitsbereich ist, d. h. der Handlungsbedarf für BGF ist groß und die Ressourcen für BGF sind gering. Hinzu kommt, dass die Konzentration der betrieblichen AkteurInnen auf das Tagesgeschäft vordergründig oft wenig Raum lässt, sich mit längerfristigen Themen wie der BGF auseinander zu setzen. Meist bestehen in der betrieblichen Praxis zwar zahlreiche Aktivitäten, die der Gesundheit der Beschäftigten dienen. Oft fehlt aber die Erkenntnis, dass BGF das verbindende Element all dieser Aktivitäten darstellt. Denn erst durch die gezielte Verknüpfung einzelner betrieblicher Gesundheitsinitiativen können die Vorteile für Organisation und MitarbeiterInnen voll ausgeschöpft werden. BGF ist in aller Regel ein neues Vorgehen für Pflege- und Sozialdienste, Bewusstsein und Routinen für nachhaltige BGF müssen erst geschaffen werden (vgl. Resch et al. 2007). Wesentlich in diesem Zusammenhang ist, dass sich ein BGF-Projekt in einem mobilen Pflege- und Sozialdienst einerseits an grundlegenden Leitlinien

---

[2] vgl. Österreichisches Netzwerk Gesundheitsfördernder Krankenhäuser (www.oengk.net; 9. 3. 2007); Gesundheitsförderung in Spitälern und Pflegeeinrichtungen (www.gspwien-info.net, 9. 3. 2007)

[3] Zu erwähnen sind hier das Projekt „Betriebliche Gesundheitsförderung in der mobilen Pflege und Betreuung" des Wiener Roten Kreuzes (www.w.roteskreuz.at/forschungsinstitut; 9. 3. 2007) und das Projekt „Ich tu' was für mich" der Volkshilfe Wien (www.volkshilfe-wien.at; 9. 3. 2007).

[4] „Spitex Basel" (vgl. Basler 2004)

[5] vgl. BGW – Berufsgenossenschaft für Gesundheitsdienst und Wohlfahrtspflege (www.bgw-online.at; 9. 3. 2007); PIZA – Partizipation und interaktive Interdisziplinarität für eine zukunftsfähige Arbeitsforschung (www.piza.org; 9. 3. 2007)

[6] vgl. INQA – Initiative Neue Qualität der Arbeit (www.inqa.de/Inqa/Navigation/Themen/pflege.html; 9. 3. 2007)

der BGF (Partizipation, Integration, Projektmanagement, Ganzheitlichkeit) orientiert, andererseits auch an einem schrittweisen Vorgehen und an pragmatischen Überlegungen, damit es die betrieblichen UmsetzerInnen nicht überfordert.

In diesem Praxishandbuch erfahren Sie

- wie BGF in Pflege- und Sozialdiensten wirksam umgesetzt werden kann
- welche spezifischen Strategien sich bewährt haben
- wo konkrete Ansatzpunkte für gesundheitsfördernde Maßnahmen liegen
- wie die Maßnahmen umgesetzt werden können
- welche Strukturen und Prozesse für eine nachhaltige Verankerung erforderlich sind

Mit diesem Buch sollen Informationen und Anleitungen geboten werden, BGF in mobilen Pflege- und Sozialdiensten zu planen, umzusetzen und dauerhaft zu verankern. Durch den branchenspezifischen Ansatz – eine Besonderheit des Buches – wird der Blick auf die Situation von Pflege- und Sozialdiensten und die Bedürfnisse der BGF-AkteurInnen in der Praxis gerichtet. Ausgangspunkt ist die Überlegung, dass BGF umso erfolgreicher ist, je besser ihre Methoden, Prozesse und Maßnahmen den Bedingungen in dieser Branche und der Zielgruppe angepasst sind.

Das Praxishandbuch wendet sich an

- Personen in Management- und Führungspositionen, die BGF in ihrer Einrichtung einführen möchten
- Personalverantwortliche, die aktiv Gesundheitsförderungsziele verfolgen
- ArbeitsmedizinerInnen, ArbeitspsychologInnen und Sicherheitsfachkräfte
- BeraterInnen von BGF-Projekten in Pflege- und Sozialdiensten
- Lehrende und Lernende in Ausbildungseinrichtungen

Aufbau des Praxishandbuchs

Das Praxishandbuch ist in sieben Kapitel eingeteilt.

Kapitel 1 stellt die Besonderheiten des Sektors und die Charakteristika der mobilen Pflege- und Betreuungsarbeit voran und illustriert die Herausforderungen für BGF in dieser Branche. Aktuelle Forschungsergebnisse zu den Anforderungen, Belastungen und zur gesundheitlichen Situation der Beschäftigten werden zusammengefasst.

Kapitel 2 beschäftigt sich mit dem Gesundheitsbegriff und ausgewählten theoretischen Modellen zur Gesundheit, die für BGF besonders relevant sind.

Kapitel 3 stellt das Konzept der BGF vor und gibt einen Überblick über ihre wesentlichen Grundlagen und Methoden. Es zeigt, was BGF ist, auf welchen Annahmen sie basiert, welche (betrieblichen) Voraussetzungen erfüllt sein müssen, was BGF kostet und welchen Nutzen sie stiftet.

In Kapitel 4 geht es um Strategien für UmsetzerInnen in Pflege- und Sozialdiensten, die BGF nachhaltig einführen möchten.

Kapitel 5 widmet sich der praktischen Umsetzung von BGF in mobilen Pflege- und Sozialdiensten. Es beantwortet die Frage, wie BGF idealerweise gestaltet und organisiert sein muss, damit sie nachhaltig wirksam werden kann. In diesem Kapitel wird eine übersichtliche Wegbeschreibung von der Projektvorbereitung zur Ist-Analyse über die Maßnahmenplanung und -umsetzung bis hin zu Fragen der Evaluation angeboten. Dazu wurden vorliegende Erkenntnisse aus Forschung und Praxis mit Erfahrungen aus dem Modellprojekt „Betriebliche Gesundheitsförderung in der mobilen Pflege und Betreuung"[7] verknüpft.

Kapitel 6 stellt den BGF-Prozess am konkreten Beispiel des Wiener Modellprojekts „Betriebliche Gesundheitsförderung in der mobilen Pflege und Betreuung" dar. Die Erfolgsfaktoren und Stolpersteine im Projektverlauf sowie die Maßnahmen zur Sicherung der Nachhaltigkeit und des Wissenstransfers werden nachgezeichnet.

In Kapitel 7 schließlich werden praktische Hilfen, Unterstützungsangebote und Arbeitshilfen für den BGF-Umsetzungsprozess zur Verfügung gestellt.

Die Idee zu diesem Buch

Die Idee zu diesem Praxishandbuch entstand im Rahmen der Projektarbeiten des Forschungsinstituts des Wiener Roten Kreuzes zur betrieblichen Gesundheitsförderung im Bereich der mobilen Pflege und Betreuung. Diese Arbeit der letzten Jahre hat in vielfältiger Weise eine tiefere Auseinandersetzung mit dem Thema ermög-

[7] Das Modellprojekt wurde vom Forschungsinstitut des Wiener Roten Kreuzes im Rahmen der EU-Initiative EQUAL von 2002-2005 entwickelt und umgesetzt; es wurde vom Europäischen Sozialfonds, vom Bundessozialamt im Rahmen der Beschäftigungsoffensive der österreichischen Bundesregierung für Menschen mit Behinderungen und aus den Mitteln des Fonds Gesundes Österreich gefördert.

licht und viele Lernmöglichkeiten eröffnet. Mit diesem Handbuch wollen wir die gewonnenen Erfahrungen für eine breitere Öffentlichkeit zugänglich machen.

Last but not least

Für Anregungen bei der Vorbereitung des Buches möchten wir uns bei den VertreterInnen aus mobilen Pflege- und Sozialdiensten bedanken, die uns im Rahmen von Tagungen, Workshops und vielen Gesprächen wichtige Hinweise zur Gestaltung des Handbuchs gegeben haben. Den KollegInnen aus dem BGF-Qualitätszirkel und weiteren BGF-ExpertInnen sind wir für fachliche Anregungen und die Möglichkeiten zur Reflexion dankbar. Danken möchten wir auch Frau Dr^{in} Gudrun Perko, die den Prozess des Konzipierens und Schreibens dieses Handbuchs von Beginn an geduldig, kompetent und motivierend begleitet hat. Nicht zuletzt ist dem Europäischen Sozialfonds, dem Bundessozialamt und dem Fonds Gesundes Österreich zu danken, die durch die finanzielle Förderung dieses Handbuch erst ermöglicht haben.

Als Autorinnen wünschen wir uns, dass dieses Buch auf Interesse stößt und zahlreiche LeserInnen findet. Wir möchten vor allem AkteurInnen in Pflege- und Sozialdiensten dazu motivieren, BGF umzusetzen. Die Lektüre des Handbuchs soll dabei Anregung und Unterstützung sein. Wir hoffen auch, dass das Buch dazu beiträgt, den Wissenstransfer in die betriebliche Praxis der Einrichtungen zu fördern und angemessene BGF-Strategien in diesem Sektor weiterzuentwickeln.

Ingrid Spicker und Anna Schopf

Kapitel 1

Besonderheiten der mobilen Pflege und Betreuung: Herausforderungen für die betriebliche Gesundheitsförderung

1.1 Besonderheiten des Sektors und Entwicklungen

In den Kernbereichen Hauskrankenpflege, Alten- bzw. Pflegehilfe und Heimhilfe hat die mobile Pflege und Betreuung Folgendes zum Ziel (Schaffenberger et al. 1999: 40):

- den Verbleib der pflegebedürftigen Person zu Hause zu ermöglichen
- die stationäre Aufnahme in Krankenanstalten, Alten- oder Pflegeheime zu vermeiden bzw. zu verzögern
- eine frühe Entlassung aus der stationären Versorgung zu ermöglichen
- die Angehörigen bzw. andere Betreuungspersonen zu unterstützen und zu entlasten
- die sozialen Kontakte aufrechtzuerhalten und Isolierung sowie Vereinsamung zu verhindern

Wachstumssektor in Bewegung

Seit Mitte der neunziger Jahre hat sich in Österreich die Zahl der Beschäftigten in den oben genannten Kernbereichen etwa verdoppelt. Derzeit sind rund 7.800 Vollzeitäquivalentstellen in diesem Sektor besetzt (Schaffenberger und Pochobradsky 2004: 8), das dürften rund 14.500[8] Personen sein. Der Frauenanteil in den mobilen Diensten liegt bei 95 % (Simsa 2004: 63). Der überwiegende Teil (56 %) sind HeimhelferInnen, der Anteil der diplomierten Pflegekräfte sowie der Alten- bzw. PflegehelferInnen ist etwa gleich groß, wobei sich die Qualifikationsstruktur zwischen den Bundesländern erheblich unterscheidet. Insgesamt werden in der mobilen Pflege und Betreuung in Österreich derzeit rund 80.000 KlientInnen bzw.

[8] Eigene Berechnung; eine beschäftigte Person entspricht durchschnittlich 0,54 Vollzeitäquivalenten (Pochobradsky et. al 2002: 11)

KundInnen betreut. Die Betreuungsstunden pro KlientIn variieren in den Bundesländern stark, zwischen 50 Stunden/Jahr in Oberösterreich und über 300 Stunden/ Jahr in Wien (vgl. Simsa et al. 2004). Angesichts der demografischen Entwicklung geht eine Bedarfsschätzung für den Bereich der mobilen Dienste von einem Ausbaubedarf bis 2010 von insgesamt 1.080 vollbeschäftigten Personen (diplomierte Pflegekräfte und PflegehelferInnen) aus (ÖBIG 2006: 29).

Mittlere und große Organisationen mit unterschiedlicher Struktur

Wie Simsa et al. (2003) für Ostösterreich festgestellt haben, variiert die Größe der mobilen Pflege- und Sozialdienste – nach Anzahl der Beschäftigten – zwischen ca. 130 und ca. 2000 Personen. In Wien haben 75 % der Organisationen mehr als 50 MitarbeiterInnen, wobei die Großunternehmen (über 250 Beschäftigte) überwiegen (44 %).[9] Es sind also eher mittlere und große Organisationen in diesem Sektor tätig. Auch die Struktur der Organisationen ist sehr unterschiedlich, so gibt es sowohl zentral als auch dezentral (Sprengel- bzw. Stützpunktstruktur) organisierte Einrichtungen.

Besondere Merkmale

Der Sektor mobile Pflege und Betreuung ist u. a. durch folgende Merkmale gekennzeichnet (Arbeitnehmerkammer Bremen 2006; Krajic et al. 2005; Krenn et al. 2004; Krenn und Papouschek 2003; Schneider und Österle 2003; Simsa et al. 2003; Pochobradsky et al. 2002):

- geringere Ressourcenausstattung im Vergleich zum stationären Sektor
- steigende Anforderungen (Quantität, Qualität, Effizienz, Flexibilität) bei knapper werdenden Ressourcen
- Strukturmängel
- hohe Anteile von Teilzeitbeschäftigung
- hoher Frauenanteil, sowohl auf Seite der Beschäftigten als auch auf Seite der KlientInnen („Frauen pflegen Frauen")
- überdurchschnittliches Alter der Beschäftigten, insbesondere bei den HeimhelferInnen
- geringere Zufriedenheit der Beschäftigten mit den Arbeitsbedingungen im Vergleich zum gesamten Gesundheits- und Sozialbereich

[9] Auskunft der Stabsstelle Dokumentation und Monitoring im Fonds Soziales Wien vom 27. 9. 2006.

- gering professionalisiertes Personalmanagement
- Personalmangel, insbesondere bei den diplomierten Pflegepersonen

Drei zentrale Entwicklungen sind für die mobile Pflege und Betreuung bereits heute aber v. a. auch künftig von Bedeutung und unterstreichen den wachsenden Stellenwert von BGF in diesem Sektor.

Demografischer und epidemiologischer Wandel

Der demografische Wandel verändert die Altersstruktur der Gesellschaft. Diese Entwicklung schlägt sich in der mobilen Pflege und Betreuung in zweifacher Weise nieder: Auf Seite der KlientInnen nimmt der Anteil älterer und pflegebedürftiger Menschen zu. Die Nachfrage nach professionellen Pflege- und Betreuungsleistungen wird daher – auch aufgrund der abnehmenden Pflegekapazitäten in den Familien – weiter steigen. Bedingt durch die höhere Lebenserwartung und den epidemiologischen Wandel (Stichworte: chronisch-degenerative Erkrankungen, Multimorbidität, Demenzerkrankungen) wird aber nicht nur die Zahl der Pflegebedürftigen, sondern auch die durchschnittliche Pflegeintensität ansteigen (vgl. Krajic et al. 2005). Der demografische Wandel vollzieht sich auch auf Seite der Beschäftigten. Die Belegschaften werden durchschnittlich älter und die Pflege- und Betreuungskräfte werden künftig länger als bisher im Berufsleben stehen müssen (Stichwort: Pensionsreform). In wenigen Jahren werden die 45-Jährigen die größte Beschäftigtengruppe sein, während weniger Junge auf dem Arbeitsmarkt verfügbar sind (vgl. Czeskleba et al. o. J.). Für Pflege- und Sozialdienste verschärft sich dieses Problem noch dadurch, dass jüngere Arbeitskräfte das „Berufsfeld Pflege" eher meiden und andere Branchen wählen. Die Einrichtungen sind daher vor die Aufgabe gestellt, immer älter werdende KlientInnen mit einer immer älter werdenden Belegschaft zu bewältigen. Damit dies gelingen kann, muss bereits heute etwas für die Arbeitsfähigkeit der MitarbeiterInnen getan werden. Vor allem müssen die Arbeitsanforderungen so gestaltet sein, dass sie ein ganzes Arbeitsleben lang ohne gesundheitliche Schäden bewältigt werden können.

Veränderungen staatlicher Politik

In Österreich werden rund 90 % der sozialen Dienste von Non-Profit-Organisationen erbracht. Non-Profit-Organisationen sind auf vielfältige Weise mit dem Staat (der „öffentlichen Hand") verbunden und finanziell in hohem Maße von ihm abhängig. Das ist nicht nur ein österreichisches Phänomen (Badelt 2002: 70f). Die Zukunft der mobilen Pflege und Betreuung wird daher auch stark durch Veränderungen in der staatlichen Politik beeinflusst. Bereits heute leiden viele Non-Profit-Organisationen darunter, dass öffentliche Gelder seit einigen Jahren nicht nur gekürzt oder gestrichen, sondern auch viel kurzfristiger und weniger berechenbar zur Verfügung gestellt werden (Simsa 2006: 86). Die Organisationen stehen unter dem Druck, mit weniger Mitteln qualitativ höhere Leistungen anzubieten, was sich auf Ebene der Beschäftigten in ungünstigen und gesundheitsbelastenden Arbeitsbedingungen niederschlägt (vgl. Krenn und Papouschek 2003). Angesichts dieser Tatsache zeichnet sich hier besonderer Handlungsbedarf für betriebliche Gesundheitsförderung ab.

Steigende Anforderungen an das Management von Pflege- und Sozialdiensten

Die aktuellen Entwicklungen stellen auch Management und Leitungskräfte von Pflege- und Sozialdiensten vor neue Herausforderungen. Finanzieller Druck birgt die Gefahr der Qualitätsverschlechterung (als Ausweichstrategie) und der Überforderung von Einrichtungen und MitarbeiterInnen (Simsa 2006: 91). Um mit der wirtschaftlich schwieriger werdenden Situation fertig zu werden, wird es notwendig sein, Potenziale der Organisation zu nutzen und entwickeln. Dazu bedarf es eines effektiven Managements und „kluger Prozesse" des organisationalen Lernens und der Organisationsentwicklung (ebd.). In diesem Zusammenhang wird die Bedeutung von „Professionalität" im Leitungsbereich zunehmend gesehen: Dies betrifft einerseits die Dimension der Wirtschaftlichkeit in der Führung, andererseits aber auch die „soft skills" (z. B. soziale Kompetenz, Fähigkeit zur Verantwortungsübernahme, Konfliktlösung) des Managements (Simsa 2004: 72f). Auch neue Personalmanagement-Konzepte werden erforderlich sein, denn schon jetzt besteht Personalmangel im Gesundheits- und Pflegebereich. Für viele Einrichtungen bedeutet dies, bisher praktizierte Strategien zur Gewinnung und Bindung von qualifizierten Pflege- und Betreuungskräften zu überdenken, damit Stellen auch in Zukunft besetzt werden können. Mit ihrem ganzheitlichen Ansatz unterstützt BGF die Entwicklung förderlicher Strategien und trägt zur Attraktivität der Organisation bei.

1.2 Besonderheiten der mobilen Pflege- undB etreuungsarbeit

Die Tätigkeit in der mobilen Pflege und Betreuung ist durch eine Reihe von Besonderheiten gekennzeichnet. Die Beschäftigten in mobilen Pflegediensten arbeiten nicht im geschützten Rahmen einer stationären Einrichtung. Daraus ergibt sich zwangsläufig eine andere Arbeitsorganisation, eine andere Gewichtung von Tätigkeiten und eine andere Bedeutung von zeitlichen und räumlichen Aspekten der Arbeit (vgl. Spicker 2005). Nachfolgend werden die Besonderheiten gezeigt, welche die Arbeitssituation der MitarbeiterInnen auszeichnen und letztlich ihre Gesundheit in positiver oder negativer Weise beeinflussen (Abb. 1):

Abb. 1 Besonderheiten der mobilen Pflege- und Betreuungsarbeit

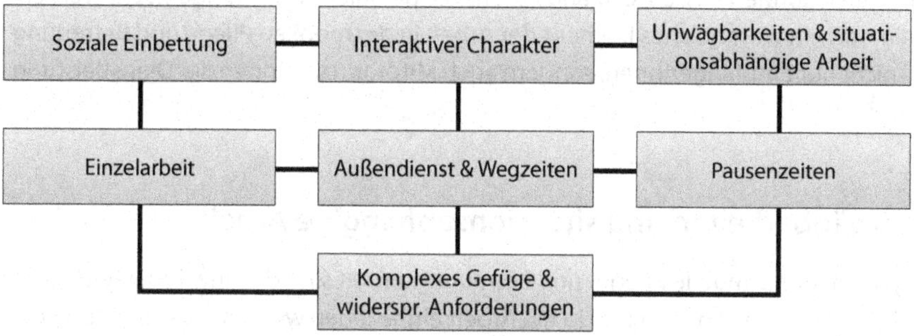

Quelle: eigene Darstellung

Soziale Einbettung der Pflege und Betreuung in den Alltag der KlientInnen

Ein Hauptunterschied zur stationären Pflege besteht darin, dass die Kerntätigkeit in der mobilen Pflege und Betreuung in den Wohnungen der KlientInnen stattfindet, also in deren häuslichem und sozialem Umfeld. Die Pflege- und Betreuungskräfte sind bei den KlientInnen „zu Gast", was direkten Einfluss auf die Art der Betreuungsbeziehung hat (KlientInnen haben z. B. in ihren eigenen vier Wänden einen anderen Status, mehr Selbstvertrauen und stellen leichter Forderungen). Die Arbeit muss nicht nur mit den KlientInnen selbst, sondern auch mit Angehörigen abgestimmt werden. Durch die entstehende Beziehungsdynamik kann es zu

Erschwerungen bei der Arbeitstätigkeit kommen (involviert werden in familiäre Konflikte, Einmischung von Angehörigen in die Arbeit u. ä.). Zudem ist die Arbeitszeit intensiver als im stationären Bereich, wo es z. B. während der Besuchszeiten oder der Essensausgabe gewisse Leerzeiten gibt (vgl. Simsa et al. 2003).

Interaktiver Charakter der Arbeit

Mobile Pflege und Betreuungsarbeit ist als Interaktionsarbeit zu verstehen. Die Kommunikation zwischen Pflege- bzw. Betreuungsperson und KlientIn spielt eine zentrale Rolle. Unter Interaktionsarbeit verstehen Büssing und Glaser (1999) „die kommunikativen (Kommunikationsarbeit) und die emotionsbezogenen Anteile (emotionale Arbeit) sowie die unmittelbaren Kontakte (z. B. Körperarbeit) in der Arbeit mit dem Klienten (...)" (zit. nach Krenn und Papouschek 2003: 5). Pflege und Betreuung ist nicht nur Arbeit für, sondern immer auch Arbeit mit den KlientInnen. Dadurch können Ressourcen und Potenziale der KlientInnen freigemacht werden, die – als ein wesentliches Element der Arbeit in der mobilen Pflege und Betreuung – nicht nur EmpfängerInnen, sondern auch MitproduzentInnen der Dienstleistung sind.

Unwägbarkeiten und situationsabhängige Arbeit

Typisch für die mobile Pflege- und Betreuungsarbeit sind die Unwägbarkeiten, die täglich auftreten können und in die Arbeit einbezogen werden müssen: Probleme beim Zutritt zum „Arbeitsplatz", wechselnde Befindlichkeiten der KlientInnen, das Fehlen von Pflegebehelfen, Unklarheit bei der Medikamentenverschreibung usw. Die Arbeit kann nicht routinemäßig nach Plan ausgeführt werden, sondern muss auf die jeweilige Situation und auf die Individualität und Befindlichkeit der KlientInnen abgestimmt werden. Die gleiche Leistung kann bei verschiedenen KlientInnen daher unterschiedlich lange dauern. Diese Form der situationsabhängigen Arbeit führt dazu, dass mobile Pflege- und Betreuungsarbeit nur sehr eingeschränkt standardisierbar und vorab planbar ist (vgl. Krenn und Papouschek 2003).

Einzelarbeit

Mobile Pflege und Betreuung ist Einzelarbeit, d. h. Pflege- und Betreuungskräfte arbeiten alleine und haben zu ihren KollegInnen während der Arbeit keinen Kontakt bzw. nur begrenzte Absprachemöglichkeiten. Teamarbeit kann dadurch nur sehr bedingt stattfinden. Da die Belegschaft nur selten zusammenkommt, sind die Bedingungen für Informationsaustausch und gemeinsame Besprechungen erschwert. Die Qualität der Kommunikation zu KollegInnen und Vorgesetzten erlangt unter diesen Vorraussetzungen eine besondere Bedeutung. Auch Hilfestellungen bei schweren körperlichen Arbeiten oder bei rasch zu treffenden pflegetherapeutischen Entscheidungen sind nicht gegeben. Die räumliche Trennung von Arbeitsort und Betrieb führt auch zu einer gewissen „Zersplitterung" der Belegschaft und hat Auswirkungen auf die Einbindung in das betriebliche Geschehen und Möglichkeiten der Partizipation – einer zentralen gesundheitsförderlichen Ressource (vgl. Krenn 2004).

Außendienst und Wegzeiten

Mobile Pflege- und Betreuungsarbeit wird ortsflexibel im Außendienst durchgeführt, d. h., der „Arbeitsplatz" ist täglich mehrmals ein anderer. Zwischen den Wohnungen der KlientInnen müssen Wegstrecken zurückgelegt werden, woraus längere Fahrzeiten und Zeitdruck resultieren können. Die Wege zwischen den Einsätzen werden entweder zu Fuß oder mit öffentlichen Verkehrsmitteln, in geringerem Ausmaß mit Dienstautos, zurückgelegt.

Pausenzeiten

Mobile Pflege- und Betreuungskräfte verfügen nicht wie ihre KollegInnen im stationären Bereich über Pausenräumlichkeiten oder Sanitäranlagen. Dies beeinflusst die Erholungsspielräume aber auch die Ernährungsgewohnheiten. Tatsächliche Arbeitspausen im Sinne einer Erholungspause gibt es so gut wie nicht. Der Pausenraum der mobilen Pflegekräfte ist das öffentliche Verkehrsmittel oder das Dienstauto. Die Erholungszeit fällt meist mit den Wegzeiten zwischen zwei KlientInnen zusammen. Vielfach werden Fahrzeiten als „Pausen" bezeichnet, bei denen nicht selten nebenher gegessen, geraucht oder telefoniert wird (vgl. Glaser und Höge 2005; Krajic et al. 2005).

Komplexes Gefüge – widersprüchliche Anforderungen

Mobile Pflege- und Betreuungsarbeit ist in ein komplexes Gefüge von politischen, rechtlichen, versicherungs- und finanzierungstechnischen Faktoren eingebettet. Dieses Beziehungsgeflecht („Schnittstellenproblematik") beeinflusst direkt und indirekt die Arbeit bei und mit den KlientInnen und wirkt sich auch auf die Belastungssituation der Beschäftigten aus. So ergeben sich durch das Aufeinandertreffen unterschiedlicher Organisations- und Finanzierungsstrukturen oft Probleme, wenn z. B. die Erwartungen der KlientInnen und der Finanziers nicht übereinstimmen. Die sozialen DienstleisterInnen haben dann abzuwägen, welchem der unterschiedlichen und oft widersprüchlichen Wünsche sie nachkommen sollen (vgl. Krenn et al. 2004).

1.3 Anforderungen, Belastungen und Gesundheit

Aus dem besonderen Charakter der mobilen Pflege- und Betreuungsarbeit resultieren Anforderungen für die MitarbeiterInnen, die grundsätzlich gute Möglichkeiten bieten, Kompetenzen aufrechtzuerhalten und weiterzuentwickeln. Die spezifischen Anforderungen können aber auch zu Belastungen führen, die, bei zu geringer Verfügbarkeit von Ressourcen, auch zu gesundheitlichen Beanspruchungen führen können.

Anforderungen

Mobile Pflege- und Betreuungsarbeit stellt Anforderungen sowohl in fachlicher als auch in körperlicher, emotionaler und sozialer Hinsicht. In Untersuchungen (Glaser und Höge 2005; Gregersen 2005; Krenn und Papouschek 2003) kristallisierten sich folgende Anforderungen und Kompetenzen als zentral für die mobile Pflege- und Betreuungsarbeit heraus:

- fachliche Vielseitigkeit aufgrund des großen Spektrums an Problemfällen
- Kommunikations- und Sozialkompetenz
- körperliche Kraft, Ausdauer, Geschicklichkeit
- Umgehen mit ständig neuen Problemstellungen und Improvisationsfähigkeit
- Balance zwischen Einfühlung und Abgrenzung
- Umgang mit Ausnahmesituationen
- zeitkritisches Handeln in unerwarteten Situationen
- Organisationsfähigkeit
- Fähigkeit, Prioritäten zu setzen
- hohe Eigenverantwortlichkeit

Belastungen

Aus der Art der Tätigkeit und den organisatorischen Bedingungen der Arbeit resultieren spezifische gesundheitliche Belastungen für die MitarbeiterInnen. Nicht selten werden Beschäftigte in der mobilen Pflege und Betreuung als „Hochrisikogruppe" für gesundheitliche Probleme bezeichnet. Quantitative und qualitative Forschungsergebnisse der letzten Jahre weisen auf folgende Belastungsschwerpunkte hin (DAK-BGW 2006; BAuA 2005a; Glaser und Höge 2005; Gregersen 2005; Krajic et al. 2005; Hickel et al. 2003; Krenn und Papouschek 2003; Simsa et al. 2003):

Psychische und emotionale Belastungen

- Zunahme der Pflegeintensität
- Zunahme von psychisch kranken KlientInnen
- Umgang mit schwierigen oder sterbenden KlientInnen
- Gefühle der Hilflosigkeit und Überforderung
- sozialer Stress und Konflikte durch überhöhte Ansprüche
- Formen von Aggression und Gewalt, Verleumdungen durch KlientInnen oder Angehörige (z. B. Diebstahl, falsche oder unzureichende Pflegehandlungen)
- fehlende Unterstützung von Vorgesetzten
- mangelnde Anerkennung

Körperliche Belastungen

- schweres Heben und Tragen (KlientInnen, Einkäufe)
- mangelhafte räumliche, ergonomische und hygienische Bedingungen in den Wohnungen
- ungünstige Körperhaltungen durch erschwerte Umsetzbarkeit von Hebetechniken
- beengte Räumlichkeiten verhindern den Einsatz von Hebehilfen
- fehlende Pflegehilfsmittel

Organisationsbedingte Belastungen

- Zeitdruck (enge Zeitvorgaben, hohe Arbeitsdichte)
- Widerspruch zwischen zur Verfügung stehenden Mitteln und tatsächlich notwendigen Pflege- und Betreuungsleistungen bzw. den Wünschen und Bedürfnissen der KlientInnen

- Informationsmängel
- Personalmangel
- Arbeitszeiten („geteilte Dienste" mit Arbeitsunterbrechungen)
- hohe Flexibilitätserfordernisse (kurzfristige Dienstplanänderungen)
- Probleme der Vereinbarkeit von Beruf und Familie
- hoher Dokumentationsaufwand (wird oft außerhalb der Betreuungszeit durchgeführt)

Die hier getrennt angeführten Belastungsschwerpunkte treten nicht unabhängig und isoliert voneinander auf. Häufig vermischen sich Zeitdruck und Stress auf der einen und körperliche und emotionale Belastungen auf der anderen Seite, was die notwendigen Spielräume für Entlastung minimiert und die Gesundheitsgefährdung drastisch erhöhen kann. Einige Untersuchungen zeigen auch Unterschiede zwischen den Berufsgruppen. Krenn und Papouschek (2003: 90f) konnten in einer qualitativen Studie feststellen, dass HeimhelferInnen – sie übernehmen den Großteil der sozial-kommunikativen Anteile der Betreuung – den höchsten Belastungen ausgesetzt sind. Bei dieser Gruppe kumulieren hohe körperliche und psychisch-emotionale Belastungen mit hohem Zeitdruck und geringer beruflicher Anerkennung.

Gesundheit

Verglichen mit der steigenden Anzahl an Forschungsergebnissen zu Anforderungen und Belastungen in der mobilen Pflege und Betreuung, liegen zur gesundheitlichen Situation der in diesem Sektor Beschäftigten keine verlässlichen Daten für Österreich vor. Aus diesem Grund werden an dieser Stelle Ergebnisse und Zahlen zur Gesundheitssituation von deutschen Pflegekräften in der ambulanten Pflege dargestellt. Dort weist eine überdurchschnittlich hohe Zahl an Arbeitsunfähigkeitstagen darauf hin, dass die Folgen der oben angeführten Belastungen ausgeprägte körperliche und psychische Beanspruchungen sind, an deren Ende nicht nur gesundheitliche Schäden, sondern häufig auch der Berufsausstieg steht (Glaser und Höge 2005). Es ist anzunehmen, dass die Ergebnisse aus den deutschen Analysen großteils auch für die österreichische Situation zutreffen.

Psychische und körperliche Beanspruchungen

Eine Studie der deutschen Berufsgenossenschaft für Gesundheitsdienst und Wohlfahrtspflege (BGW) zu Gesundheitsrisiken in der ambulanten Pflege hat gezeigt, dass die psychischen und körperlichen Beschwerden beim Pflegepersonal in ambulanten Diensten überdurchschnittlich hoch sind (Gregersen 2005: 195):

- bei 30 % der Befragten ist die emotionale Erschöpfung – ein Kernsymptom des Burn-Out-Syndroms – bereits kritisch ausgeprägt
- 40 % der Befragten weisen eine klinisch relevante Befindlichkeits- bzw. funktionale Störung auf
- knapp 50 % der Befragten leidet unter „ziemlich" bis „sehr starken" Kreuzschmerzen
- 30 % leidet „ziemlich" an Muskelschmerzen
- 50 % berichten von bereits eingetretenen Wirbelsäulenleiden, von Arthrose oder Rheuma
- die Befragten zeigen einen überdurchschnittlich hohen Schmerzmittelkonsum
- die Befragen weisen einen eindeutig erhöhten Nikotinmissbrauch auf

Arbeitsunfälle

Der DAK-BGW-Gesundheitsreport zur ambulanten Pflege hat das Unfallgeschehen in ambulanten Pflegediensten analysiert und ist zu folgendem Ergebnis gekommen (DAK-BGW 2006: 102):

- Verletzungen haben einen Anteil von knapp 17 % am Gesamtkrankenstand
- es dominieren sogenannte „Stolper-, Sturz- und Rutsch-Unfälle"
- von Unfällen sind überwiegend Frauen betroffen (was mit ihrem hohen Anteil in der ambulanten Pflege zusammenhängt)
- mehr als die Hälfte aller Unfälle passieren bei Beschäftigten zwischen 31 und 50 Jahren
- fast die Hälfte aller Dienstwegeunfälle sind Unfälle mit PKW's
- in kleineren Einrichtungen (bis 50 Beschäftigte) ist das Arbeitsunfallrisiko höher als in größeren Einrichtungen

Daten zur Arbeitsunfähigkeit

Eine Analyse der Arbeitsunfähigkeitsdaten deutscher Pflegekräfte in der ambulanten Pflege (DAK-BGW 2006: 131) hat ergeben, dass – im Vergleich zu allen DAK[10]-Versicherten –

- der Anteil von Krankheit betroffener Personen höher ist
- die Zahl von Krankheitsfällen höher ist
- die einzelnen Krankheitsepisoden länger dauern

[10] Die Deutsche Angestellten-Krankenkasse (DAK) ist eine der größten gesetzlichen Krankenversicherungen Deutschlands.

Ein Vergleich der Arbeitsunfähigkeitsdaten nach bestimmten Merkmalen zeigt, dass die Höhe des Krankenstandes nach Berufsstatus, Alter und Geschlecht variiert (ebd.: 155):

- HelferInnen in der ambulanten Pflege sind häufiger krank als Pflegekräfte
- Frauen in allen Altersgruppen weisen einen höheren Krankenstand als Männer auf
- der Krankenstand steigt mit zunehmendem Alter

Küsgens (2005: 208ff) hat auf Basis von Daten zur Arbeitsunfähigkeit der AOK[11]-Mitglieder den Altenpflegebereich (Altenpflegeheime und ambulante soziale Dienste) hinsichtlich seiner Fehlzeiten näher untersucht. Die Autorin kam zu dem Ergebnis, dass der Krankenstand im Altenpflegebereich insgesamt erheblich über dem allgemeinen Durchschnitt der AOK-Versicherten liegt. Die Beschäftigten in ambulanten Pflegediensten weisen durchschnittlich eine etwas geringere Dauer pro Krankenstandsfall (13,9 Tage) auf als die Beschäftigten in Altenpflegeheimen (14,2 Tage), wobei die Krankenstände mit der Betriebsgröße steigen. Hinsichtlich der Krankenstandstage dominieren in Altenpflegeeinrichtungen die Muskel- und Skeletterkrankungen (27 %), die Atemwegserkrankungen (13 %) und die psychischen Erkrankungen (11 %). Auch hier schneiden die ambulanten Pflegedienste prozentuell geringfügig besser ab als die Altenpflegeheime. Der hohe Anteil psychischer Erkrankungen muss im Zusammenhang mit dem arbeitsbedingten Stress gesehen werden: Die hohen psychischen und organisationsbedingten Belastungen führen zu vermehrten Erkrankungen und Erschöpfungszuständen.

Burn-Out und Berufsausstieg

In der europäischen NEXT-Studie konnte nachgewiesen werden, dass die Werte für Burn-Out bei den Pflegenden in allen Ländern hoch sind. Etwa 25 % aller Pflegekräfte sind von Burn-Out betroffen (Estryn-Behar et al. 1990, zit. nach Schoot van der et al. 2005). Obwohl die Arbeitsbelastungen in ambulanten Pflegeeinrichtungen nicht geringer sind als in stationären Einrichtungen, sind die Werte für Burn-Out im ambulanten Bereich etwas niedriger. Der relativ hohe Grad an Unabhängigkeit in der ambulanten Pflege dürfte hier von Bedeutung sein und gesundheitsförderlich wirken (Schoot van der et al. 2005: 61). Frauen weisen durchschnittlich höhere Burn-Out-Werte auf als Männer. Ein hoher Anspruch an die Arbeit und eine Tendenz zum Overcommitment fördern die Entstehung von Burn-Out und treten bei Frauen eher auf als bei Männern (ebd.). Je höher die persönlichen Werte

---

[11] Die Allgemeine Ortskrankenkasse (AOK) ist die größte Krankenversicherung Deutschlands.

für Burn-Out, desto häufiger entsteht auch der Gedanke daran, den Beruf zu verlassen. Die NEXT-Studie hat ergeben, dass in Deutschland 11 % der Pflegekräfte in der mobilen Pflege daran denken, den Beruf aufzugeben. Aussteigewillig sind vor allem qualifizierte oder resignierte Pflegekräfte, die eine schlechte Gesundheit haben bzw. an Burn-Out leiden. Männer erwogen den Berufsausstieg häufiger als Frauen (Hasselhorn et al. 2005: 126f). Bei der Burn-Out-Problematik ist zu berücksichtigen ist, dass v. a. Faktoren des Arbeitsumfelds und psychosoziale Faktoren eine wesentliche Rolle spielen.

Angesichts der hier im Überblick präsentierten Daten und Arbeitsunfähigkeitsanalysen zeigt sich, dass mobile Pflege- und Betreuungskräfte gesundheitlich überdurchschnittlich hoch beansprucht sind. Besondere Aufmerksamkeit sollte den älteren Beschäftigten sowie den HelferInnen in der Pflege und Betreuung gewidmet werden, die im Vergleich zu den Fachkräften in der Pflege erhöhte Belastungen und Krankenstandswerte aufweisen. Beiden Gruppen kommt in der Regel kaum entsprechende betriebliche Anerkennung zu. Eine Gegebenheit, die durch die dadurch hervorgerufenen Kränkungen eine besondere Form der gesundheitlichen Belastung darstellt und langfristig zu chronischen gesundheitlichen Schäden führen kann (vgl. Krenn und Papouschek 2003). Insofern ist die Steigerung der (betrieblichen und gesellschaftlichen) Anerkennung – insbesondere auch gegenüber älteren Beschäftigten und HeimhelferInnen – ein wichtiges Handlungsfeld für die betriebliche Gesundheitsförderung.

1.4 Besondere Situation älterer Pflege- und Betreuungskräfte

Eine langjährige Tätigkeit in der Pflege hinterlässt unweigerlich gesundheitliche Spuren. Ältere Pflege- und Betreuungskräfte sind davon besonders betroffen, denn viele der Arbeitsanforderungen sind mit zunehmendem Alter schwieriger zu bewältigen, wie zum Beispiel (Morschhäuser 1999, zit. nach Krenn und Vogt 2004: 10f):

- körperlich anstrengende Arbeiten
- Arbeitsumgebungsbelastungen (z. B. Hitze, Lärm, schlechte Beleuchtung)
- hohe bzw. starre Leistungsvorgaben
- Schicht- und Nachtarbeit
- hohe psychische Belastungen

Mit zunehmendem Alter der Pflege- und Betreuungskräfte kommt es auch zu einem Ansteigen des Krankenstandes. Ältere Menschen sind zwar nicht häufiger krank als jüngere Menschen, aber wenn sie erkranken, sind sie durchschnittlich länger arbeitsunfähig. Langzeitkrankenstände nehmen vor allem bei den Altersgruppen ab 45 Jahren rapide zu (DAK-BGW 2000: 150f). Mit dieser Problematik sind österreichische Pflege- und Sozialdienste in besonderer Weise konfrontiert, denn die Angehörigen der größten Berufsgruppe – HeimhelferInnen – sind durchschnittlich älter als jene der anderen Berufsgruppen: Knapp 70 % der HeimhelferInnen sind über 40 Jahre, wobei ein Viertel zwischen 50 und 60 Jahre alt ist (ÖBIG 1997: 65). Aus betrieblicher Sicht stellen die krankheitsbedingten Fehlzeiten älterer MitarbeiterInnen einen Kostenfaktor und damit ein Problem dar. Noch kritischer ist es, wenn ältere Beschäftigte nicht voll *leistungsfähig*, aber dennoch *arbeitsfähig* sind (Morschhäuser 2002: 12): die Einsatzmöglichkeiten der Betroffenen sind reduziert, „Schonarbeitsplätze" nicht vorhanden, alternative Berufsrollen fehlen. Die mit zunehmendem Alter deutlich ansteigenden Muskel-Skelett-Erkrankungen und Kreislauferkrankungen sind chronische Erkrankungen, die meist nicht von heute auf morgen auftreten, sondern sich über Jahre hinweg ausbilden. Durch alter(n)sgerechtes Arbeiten kann ihnen vorgebeugt werden (Morschhäuser 2002: 12).

Die Vorstellung vom einfachen „Defizitmodell", das älteren Beschäftigten Defizite in der Arbeitsfähigkeit zuschreibt, ist immer noch weit verbreitet. Nach heutigen Erkenntnissen findet aber mit dem Älterwerden weniger ein Abbau- als vielmehr ein qualitativer Umbauprozess statt (vgl. z. B. Karazman 2004):

- die körperlichen Kapazitäten nehmen ab
- die psychisch-kognitiven Kapazitäten bleiben gleich
- die geistig-sozialen Fähigkeiten nehmen zu

Auch bei älteren MitarbeiterInnen in der mobilen Pflege und Betreuung kann nicht davon gesprochen werden, dass ihre berufliche Leistungsfähigkeit und -bereitschaft generell eingeschränkt wäre. Berger und Zimber (2004: 4f) konnten zeigen, dass ältere MitarbeiterInnen in der Pflege im Vergleich zu ihren jüngeren KollegInnen

- keine größere Unzufriedenheit mit ihrer Arbeit, mit ihrem Arbeitspatz oder eine ausgeprägtere Berufsmüdigkeit angeben,
- ihr Verhältnis zur Pflegedienstleitung deutlich positiver empfinden,
- sich stärker mit „ihrer" Einrichtung identifizieren,
- eine geringere Fluktuationsneigung zeigen,

- eine Fortbildungsbeteiligung zeigen, die erst ab 60 Jahren markant zurückgeht,
- sich den KlientInnen emotional stärker zuzuwenden scheinen und dann stärker empfinden, dass „etwas zu ihnen zurückkommt",
- den Burn-Out-Gefährdungen eher mehr entgegensetzen können und
- insgesamt von der psychischen Beanspruchung nicht stärker betroffen sind.

Die Arbeitsfähigkeit der Pflege- und Betreuungskräfte muss also nicht abnehmen, sondern kann erhalten werden. Dies gilt allerdings nur dann, wenn günstige Arbeitsbedingungen im Unternehmen unterstützend hinzukommen. Ist diese Voraussetzung nicht gegeben, kann sich die Arbeitsfähigkeit mit zunehmendem Alter in vielfältiger Hinsicht tatsächlich verschlechtern. Die Arbeitsfähigkeit der älteren Pflegekräfte hängt daher weniger von ihrem kalendarischen Alter, sondern vor allem ab von (Berger und Zimber 2004: 2; Mohr 2002: 11):

- der Qualität der Arbeitssituation der Einrichtung
- der Art und Dauer ihrer bisherigen Tätigkeit

Wenn es um eine alter(n)sgerechte Arbeitsgestaltung geht, sind daher vor allem zwei personalpolitische Strategien sinnvoll (Berger und Zimber 2004):

- Anpassung der Arbeitssituation im Unternehmen an die sich verändernde Altersstruktur der Belegschaft (Optimierung der Arbeitsbedingungen)
- Umsetzung von Maßnahmen, die zur Erhaltung der individuellen Arbeitsfähigkeit der MitarbeiterInnen beitragen (Förderung der MitarbeiterInnen)

Betriebliche Gesundheitsförderung bietet Lösungen

Wie in diesem Abschnitt gezeigt wurde, ist mobile Pflege und Betreuung ein Arbeitsfeld mit hohen und vielfältigen Belastungen für die Beschäftigten. Viele der stressverursachenden Faktoren sind einer gezielten BGF zugänglich: Sie bezieht jüngere sowie ältere MitarbeiterInnen ein und kann der Problematik älter werdender Belegschaften entgegenwirken. Um die Vorurteile gegenüber älteren Beschäftigten zu überwinden und ihre Arbeitsfähigkeit bis ins Alter aufrechtzuerhalten, sind Maßnahmen einer alternsgerechten Arbeitsgestaltung notwendig. Solche Maßnahmen betreffen nicht nur die Gruppe der Älteren (altersgerecht), sondern vor allem auch die Gruppe der Jüngeren, bei der präventiv einem Verlust der Arbeitsfähigkeit (alternsgerecht) vorzubeugen ist. Eine alters- und alternsgerechte Arbeitsgestaltung gewährleistet gesundes Altern im Erwerbsleben und meint daher immer auch gesundheitsförderliche Arbeitsgestaltung. Die besondere Herausforderung einer derartigen personalpolitischen Strategie liegt darin, einerseits die Anforderungen und Belastungen im Zusammenwirken mit den Ressourcen zu betrachten und adäquate Maßnahmen zu entwickeln. Andererseits müssen gerade auch in einem Bereich wie der mobilen Pflege und Betreuung die Wechselwirkungen von überbetrieblichen Rahmenbedingungen der Arbeit, Bedürfnissen der KlientInnen und Angehörigen sowie dem Selbstverständnis und den Kompetenzen der Beschäftigten berücksichtigt werden. Das ist die Voraussetzung dafür, einem Großteil der mobilen Pflege- und Betreuungskräfte einen längeren Verbleib im Berufsfeld und ein späteres Pensionsantrittsalter in Gesundheit zu ermöglichen.

Kapitel 2

Gesundheitsbegriffe und Gesundheitsmodelle

Wer oder was als gesund wahrgenommen wird, ist stark von der subjektiven Wahrnehmung abhängig. Das Gesundheitsverständnis ist auch in gesellschaftliche Normvorstellungen eingebettet, die sich verändern und die jeweilige Einstellung zu Gesundheit beeinflussen. Es gibt eine Vielzahl von Gesundheitsdefinitionen und wissenschaftlichen Theorien, die sich mit Gesundheit und Krankheit befassen. Nachfolgend werden Gesundheitsdefinitionen, -modelle und -konzepte vorgestellt, die für die Thematik dieses Praxishandbuches besonders relevant sind.

2.1 Was ist Gesundheit?

Die WHO-Definition aus dem Jahr 1946 zählt zu den am häufigsten herangezogenen Gesundheitsdefinitionen: „Gesundheit ist ein Zustand völligen körperlichen, psychischen und sozialen Wohlbefindens und nicht nur das Freisein von Krankheit und Gebrechen." (WHO 1946, zit. nach Hurrelmann 2003b) Bemerkenswert an dieser Definition ist die gleichrangige Bedeutung von körperlich, psychisch und sozial sowie der eher statische Charakter des „völligen Wohlbefindens", das von den meisten Menschen nur selten erlebt wird. Die Definition hat in den Gesundheitswissenschaften für wichtige Impulse gesorgt. Dennoch gilt sie heute als etwas veraltet, da sie den aktuellen theoretischen Wissenstand zu Gesundheit nicht angemessen widerspiegelt (ebd.).

Heute wird Gesundheit als Prozess verstanden. Im Wesentlichen geht es um eine immer wieder neu herzustellende Balance von Risiko- und Schutzfaktoren: „Gesundheit ist das Stadium des Gleichgewichtes von Risikofaktoren und Schutzfaktoren, das eintritt, wenn einem Menschen eine Bewältigung sowohl der inneren (körperlich und psychischen) als auch der äußeren (sozialen und materiellen) Anforderungen gelingt." (Hurrelmann 2003b: 94) Bricht dieses Gleichgewicht zusammen, dann tritt „relative" Krankheit ein, die durch Selbststeuerung oder Hilfe von außen wieder in „relative" Gesundheit übergehen kann (ebd.: 89).

Gesundheit kann auch als „Kompetenz zur aktiven Lebensbewältigung" verstanden werden: „Gesundheit ist eine Fähigkeit zur Problemlösung und Gefühlsregulierung, durch die ein positives seelisches und körperliches Befinden – insbesondere ein positives Selbstwertgefühl – und ein unterstützendes Netzwerk sozialer Beziehungen erhalten oder wieder hergestellt wird." (Badura und Hehlmann 2003: 18) Wird Gesundheit als Fähigkeit verstanden, dann ist sie etwas, das erlernt werden kann und wozu Menschen befähigt werden können (ebd.).

In eine ähnliche Richtung weist die Definition von Hurrelmann (1993): „Gesundheit ist dann gegeben, wenn eine Person konstruktiv Sozialbeziehungen aufbauen kann, sozial integriert ist, die eigene Lebensgestaltung an die wechselhaften Belastungen des Lebensumfeldes anpassen kann, dabei individuelle Selbstbestimmung sichern und den Einklang mit den genetischen, physiologischen und körperlichen Möglichkeiten herstellen kann." (Fonds Gesundes Österreich 2006: 5)

Die angeführten Definitionen veranschaulichen die vielfältigen Dimensionen von Gesundheit. Wird Gesundheit nicht nur als Abwesenheit von Krankheit, sondern auch Handlungs- und Bewältigungsfähigkeit begriffen, dann reicht es nicht aus, Belastungen abzubauen. Die Herstellung und Aufrechterhaltung von Gesundheit ist ein dynamisch gestalteter Prozess, der durch unsere Lebens- und Arbeitsbedingungen und unser Gesundheitsbewusstsein geprägt wird.

2.2 Gesundheitsmodelle und -konzepte

Gesundheit unterliegt verschiedenen Einflüssen, die zueinander in Wechselwirkung stehen (Abb. 2). Gesundheitsförderung nimmt diese Einflussfaktoren in den Blick bzw. versucht, sie zugunsten der Gesundheit zu verändern. Auch im Arbeitsalltag lassen sich gesundheitsfördernde oder -schädigende Einflüsse finden. So beeinflusst beispielsweise die Zufriedenheit im Erwerbsleben unsere Gesundheit, genauso wie sich unser gesundheitlicher Zustand auf die Einstellung zur Arbeit und die Leistungsfähigkeit auswirkt. Im Folgenden werden drei für die betriebliche Gesundheitsförderung relevante Gesundheitsmodelle bzw. -konzepte herausgegriffen und vorgestellt.

Abb. 2 Einflussfaktoren auf Gesundheit

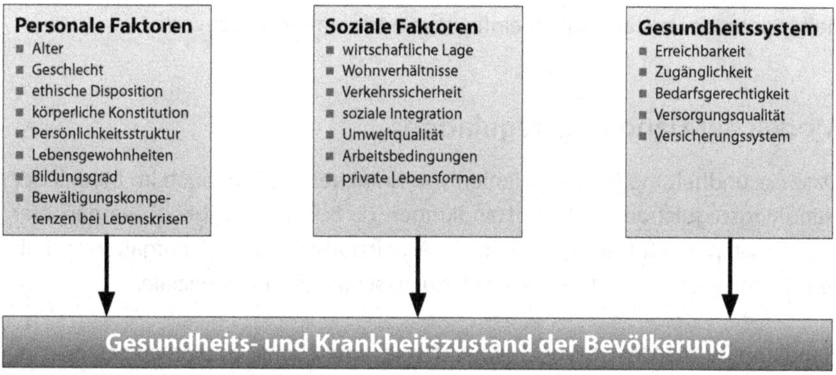
Personale Faktoren
Alter
Geschlecht
ethische Disposition
körperliche Konstitution
Persönlichkeitsstruktur
Lebensgewohnheiten
Bildungsgrad
Bewältigungskompetenzen bei Lebenskrisen
Soziale Faktoren
wirtschaftliche Lage
Wohnverhältnisse
Verkehrssicherheit
soziale Integration
Umweltqualität
Arbeitsbedingungen
private Lebensformen
Gesundheitssystem
Erreichbarkeit
Zugänglichkeit
Bedarfsgerechtigkeit
Versorgungsqualität
Versicherungssystem
Gesundheits- und Krankheitszustand der Bevölkerung

Quelle: Hurrelmann 2003: 27

Salutogenetisches Gesundheitsmodell – Was erhält gesund?

Das salutogenetische Verständnis (Saluto = Gesundheit, Genesis = Entstehung) von Gesundheit hat die Betrachtungsweise von Krankheit und Gesundheit nachhaltig verändert. Das Interesse liegt hierbei auf den gesundheitsfördernden *Widerstandsressourcen* und auf unserer Grundhaltung gegenüber Gesundheit.

Salutogenese konzentriert sich auf die Frage, was gesund hält (anstatt der Frage, was krank macht). Sie fragt somit danach, in welche Bereiche wir investieren müssen, um Gesundheit zu fördern. Gesundheitsressourcen oder nach Antonovsky „innere und äußere generalisierte Widerstandsressourcen", prägen den so genannten *Kohärenzsinn* (Sense of Coherence – SOC) aus. Dieser besteht aus drei Komponenten (BZgA 2001b: 28ff; Antonovsky 1997: 36):

- dem Gefühl von *Verstehbarkeit*: Können unerwartete Ereignisse als geordnete Informationen verarbeitet werden?
- dem Gefühl von *Handhabbarkeit*: Besteht die Überzeugung, dass Schwierigkeiten lösbar sind? Hat man das Gefühl, über ausreichende Ressourcen zu verfügen, um den Anforderungen gerecht zu werden? Hat man das Gefühl, unterstützt zu werden?
- dem Gefühl von *Sinnhaftigkeit*: Sind die Anforderungen und Probleme es wert, dass man Energie in ihre Lösung investiert? Wird in der Aufgabe Sinn gesehen?

Nach dem salutogenetischen Verständnis ist Arbeit – selbst unter hohen Anforderungen und Belastungen – dann gesundheitsförderlich, wenn sie von den MitarbeiterInnen als verständlich, beeinflussbar und sinnhaft erlebt wird.

Modell der Handlungsregulation

Dass Gesundheit mehr als das Fehlen von Krankheit ist, wird auch im Modell der Handlungsregulation deutlich. Handlungen (z. B. Arbeitstätigkeit) werden hier zum Ansatzpunkt für Gesundheit, denn Arbeitstätigkeiten und -aufgaben enthalten sowohl gesundheitsförderliche als auch -schädigende Potenziale.

Handlung ist „die kleinste psychologisch relevante Einheit willentlich gesteuerter Tätigkeiten von Individuen, Gruppen und Organisationen" (Hacker 1994: 275, zit. nach Ducki 2000: 55f). Für diese selbstständigen Handlungen benötigt es komplexe Ziele und Sinnzusammenhänge. Gesundheit beeinflusst die Aufrechterhaltung sowie Weiterentwicklung der individuellen Handlungsfähigkeit. Diese entwickelt sich durch drei Aspekte (Ulich und Wülser 2004: 49):

- Bildung von langfristigen Zielen und Perspektiven
- stabil-flexibler Umgang mit verändernden Umweltbedingungen
- Abstimmung der körperlichen Prozesse und Handlungen

Regulationserfordernisse (z. B. anspruchsvolle Arbeitsaufgaben) werden als gesundheitsförderliche Ressourcen bezeichnet und sind eng mit Aspekten der Arbeitsorganisation verbunden. Umfangreiche Kooperations- und Kommunikationserfordernisse bei der Arbeit sind gesundheitsförderlich, da sie hohe Regulationserfordernisse mit sich bringen. Die soziale Handlungsfähigkeit wird erweitert und die kommunikative Kompetenz weiterentwickelt. Regulationshindernisse (z. B. Zeitdruck, monotone Tätigkeiten) sind hingegen Belastungen, die für gesundheitsförderliches Handeln hinderlich sind.

Das Modell der Handlungsregulation macht Gesundheit als Einflussgröße auf der Ebene des Handlungsvollzugs bei der Arbeitsbewältigung deutlich und ermöglicht eine klare Festlegung von gesundheitsförderlicher Arbeit: Arbeitsaufgaben sind dann gesundheitsförderlich, wenn sie einen hohen Grad an Regulationserfordernissen und Kommunikations- bzw. Kooperationserfordernissen beinhalten (vgl. Ducki 2000).

Modell beruflicher Gratifikationskrisen

Im Modell beruflicher Gratifikationskrisen wurde empirisch bestätigt, dass ein Ungleichgewicht zwischen dem beruflichen Engagement und der erhaltenen Belohnung (Gratifikation) zu Stressreaktionen führen kann. Als Quellen der Gratifikation gelten (Siegrist 1996: 97):

- Entlohnung
- berufliche Anerkennung
- beruflicher Status (Aufstiegschancen, Arbeitsplatzsicherheit)

Nicht immer müssen diese Gratifikationen gleich gewichtet sein, eine geringe Entlohnung kann mitunter durch berufliche Anerkennung kompensiert werden. Die drei Gratifikationsquellen sind jedoch miteinander gekoppelt, d. h. hoher beruflicher Status geht mit Anerkennung und guter Entlohnung einher.

Hohes Engagement und berufliche Verausgabung können einerseits auf arbeitsplatzspezifische Rahmenbedingungen, andererseits auf eine stark ausgeprägte Leistungsbereitschaft der arbeitenden Person zurückgeführt werden. Menschen verausgaben sich beruflich u. a. aus folgenden Gründen (Siegrist 1996: 103ff):

- Anerkennungsbedürfnis
- Konkurrenzstreben und schlechtes Betriebsklima
- erhöhtes Zeitdruck-Erleben
- hohe Identifikationsbereitschaft mit den Arbeitsinhalten

Gratifikationskrisen – also ein Ungleichgewicht zwischen Verausgabung und Belohnung – können je nach Intensität und Länge zu einem höheren Risiko für Herz-Kreislauf-Erkrankungen führen. Sie gehen zudem oft mit von psychischen Problemen, Depression, Burn-Out und Suchtverhalten einher (vgl. Siegrist 1996).

Das Modell der beruflichen Gratifikationskrisen bietet eine Möglichkeit, den Einfluss von beruflicher Anerkennung und Status auf die Gesundheit von Berufsgruppen sichtbar zu machen. In Pflege- und Sozialberufen spielen Elemente mangelnder Anerkennung für die Entwicklung von Gratifikationskrisen eine besondere Rolle.

Belastung, Beanspruchung, Stress und Ressourcen

Zeitdruck, Stress und psychosoziale Belastungen prägen den Arbeitsalltag von vielen mobilen Pflege- und Betreuungskräften. Im Folgenden werden die Begriffe Belastung, Beanspruchung und Stress erläutert. Auf die Rolle der Ressourcen zur

Arbeitsbewältigung und Gesundheit in der mobilen Pflege und Betreuung wird näher eingegangen. Ebenso auf eine zentrale Gesundheitsressource, nämlich soziale Unterstützung.

Was sind psychische Belastungen?

Psychische Belastung wird als „die Gesamtheit aller erfassbaren Einflüsse, die von außen auf den Menschen zukommen und psychisch auf ihn einwirken" verstanden (DIN 10075-1, zit. nach Ulich und Wülser 2004: 57). Belastungen können aus der Arbeitsaufgabe selbst oder aus der Arbeitsumgebung entstehen (Ducki 2000: 28ff).

Was sind psychische Beanspruchungen?

Psychische Beanspruchung wird als „unmittelbare (nicht langfristige) Auswirkung psychischer Belastung im Individuum in Abhängigkeit von seinen jeweiligen überdauernden und augenblicklichen Voraussetzungen, einschließlich der individuellen Bewältigungsstrategien" beschrieben (DIN 10075-1, zit. nach Ulich und Wülser 2004: 58). Gleiche Belastungen können daher unterschiedliche zu bewältigende Beanspruchungen zur Folge haben, da jeder Mensch je nach seinen persönlichen Eigenschaften, Fähigkeiten und Fertigkeiten anders mit Belastungen umgeht.

Was ist Stress?

Stresskonzepte behandeln das Ungleichgewicht zwischen Anforderungen und den verfügbaren Bewältigungsmöglichkeiten: „Streß ist ein subjektiv intensiv unangenehmer Spannungszustand, der aus der Befürchtung entsteht, daß eine stark aversive, subjektiv zeitlich nach (oder bereits eingetretene) und subjektiv lang andauernde Situation sehr wahrscheinlich nicht vollständig kontrollierbar ist, deren Vermeidung aber wichtig ist." (Greif 1991: 13, zit. nach Ducki 2000: 35) Das Gefühl der Nichtkontrollierbarkeit und das Gefühl, eine Situation nicht erfolgreich bewältigen zu können, sind zentrale Bestimmungsmerkmale von Stress (vgl. Siegrist 2002). Eine wesentliche Rolle bei der Stressbewältigung spielen somit Bewertungsprozesse, die sich auch im Laufe der Stresssituation ändern können (vgl. Kistler und Fuchs 2004). Positiv bewerteter Stress wird „Eustress" genannt, negativ bewerteter Stress „Distress".

Was sind Ressourcen?

Neben Anforderungen, Belastungen und Beanspruchungen in der mobilen Pflege und Betreuung spielen aus gesundheitsförderlicher Perspektive auch Ressourcen eine wichtige Rolle. Ressourcen sind „Hilfsmittel, die es dem Menschen erlauben, die eigenen Ziele trotz Schwierigkeiten anzustreben, mit den Stressbedingungen besser umzugehen und unangenehme Einflüsse zu verringern" (Frese 1994: 34, zit. nach Ducki 2000: 43). Ressourcen tragen somit erheblich dazu bei, Anforderungen und Belastungen besser zu bewältigen. Ressourcen können in innere (persönliche) und äußere (soziale und organisatorische) Ressourcen unterschieden werden (Abb. 3).

Abb. 3 Ressourcen am Arbeitsplatz

Innere Ressourcen	**Äußere Ressourcen**	
Persönlich	**Sozial**	**Organisational**
■ Problemlösungskompetenzen ■ ausgeprägter Kohärenzsinn ■ Kontrollüberzeugung ■ Selbstwirksamkeit ■ körperliche Ressourcen ■ Eigenverantwortlichkeit ■ Motivation/Optimismus ■ Identifikation mit Tätigkeit und Organisation ■ Vertrauen ■ soziale Kompetenzen ■ positives Selbstwertgefühl	■ Unterstützung durch KollegInnen und Vorgesetzte ■ Anerkennung ■ gemeinsame Überzeugungen, Werte und Regeln (Kultur) ■ soziale Netzwerke ■ gutes Betriebsklima ■ mitarbeiterInnenorientiertes Führungsverhalten	■ Vollständigkeit der Tätigkeit ■ Handlungs- und Entscheidungsspielräume ■ Weiterbildungsmöglichkeiten ■ gutes Betriebsklima ■ Partizipationsmöglichkeiten ■ Arbeitplatzsicherheit ■ regelmäßige Austauschmöglichkeiten ■ Aufgabenvielfalt ■ objektive Kontrollmöglichkeiten

Quelle: eigene Darstellung in Anlehnung an Ulich und Wülser 2004; Badura und Hehlmann 2003; Ducki 1998b

Im Zusammenhang mit Ressourcen geht es v. a. um Handlungs- und Entscheidungsspielräume und Möglichkeiten der Partizipation. Gut ausgebaute organisationale und soziale Ressourcen verbessern die Chancen zur Bewältigung von Anforderungen und Belastungen. Schlecht entwickelte äußere Ressourcen beanspruchen dagegen die persönlichen Ressourcen und vergrößern die Gefahr psychischer Belastungen. Stehen insgesamt genügend persönliche, soziale und organisationale Ressourcen für die Bewältigung von Anforderungen zur Verfügung, sind psychische Fehl- und Überbelastungen unwahrscheinlich (vgl. Glaser und Höge 2005).

Für die mobile Pflege- und Betreuungsarbeit wird in der Literatur u. a. auf folgende potenziell vorhandene Ressourcen hingewiesen (z. B. Glaser und Höge 2005; Gregersen 2005; Hickel et al. 2003; Büssing et al. 2000):

- das selbstständige eigenverantwortliche Arbeiten
- abwechslungsreiche Arbeitsabläufe
- selbstständige Entscheidungserfordernisse und -möglichkeiten
- Kommunikations- und Kooperationserfordernisse
- die Wahrnehmung der KlientInnen als PartnerInnen in der Pflege
- der Kontakt zu und Austausch mit Angehörigen
- ein gewisses Maß an zeitlicher Flexibilität und Handlungsspielraum
- hohe Zufriedenheit mit den Arbeitsinhalten und der Tätigkeit an sich
- hohe intrinsische Motivation

Die Entfaltung dieser potenziell vorhandenen Ressourcen in der mobilen Pflege und Betreuung ist oft aus strukturellen Gründen nicht möglich ist, was Auswirkungen auf das Stressempfinden der Pflege- und Betreuungskräfte hat: Personalmangel und Mängel in der Organisation der Arbeitsabläufe bewirken, dass sowohl für pflegerische Handlungen als auch für den sozialen Kontakt zu den KlientInnen weniger Zeit bleibt als gewünscht. Auch unzureichende Gratifikationen als Gegenwert für erbrachte Leistungen wirken stresserzeugend, wie z. B. mangelnde Anerkennung, als zu gering empfundene finanzielle Entlohnung sowie fehlende Aufstiegs- und Fortbildungsmöglichkeiten (vgl. Siegrist und Rödel 2005). Ein weiteres spezifisches Thema in Arbeitsfeldern mit Außendienst und Einzelarbeit ist die Frage der Häufigkeit und Qualität der sozialen Kontakte zu KollegInnen und Vorgesetzten und der Möglichkeiten der sozialen Unterstützung.

Soziale Unterstützung: wichtige Ressource für MitarbeiterInnen

Jeder und jede hat am Arbeitsplatz schon die Erfahrung gemacht, dass ein Problem im Zusammenhang mit der Arbeitsaufgabe oder emotionale Probleme durch die Hilfe von KollegInnen und Vorgesetzten gelöst werden konnten. In solchen Situationen werden Mechanismen der sozialen Unterstützung wirksam. Unter sozialer Unterstützung versteht man eine „Transaktion von Ressourcen zwischen Mitgliedern eines sozialen Netzwerks mit dem Ziel der gegenseitigen Aufrechterhaltung bzw. Verbesserung des Wohlbefindens" (Udris et al. 1991: 10 zit. nach Ducki 2000: 47).

Konkrete Formen sozialer Unterstützung sind (vgl. BAuA 2004):
- materielle Unterstützung
- helfendes Verhalten
- emotionale Unterstützung (durch Zuneigung, Vertrauen, Anteilnahme)
- Feedback (durch soziale Bestätigung)
- informative Unterstützung, Orientierungshilfe und Rat
- positive gesellige Aktivitäten, die dem Spaß und der Erholung dienen
- Zugehörigkeit zu einem Netzwerk

Soziale Unterstützung erfüllt damit im Wesentlichen drei Funktionen (Abb.4):
- Reduzierung der Belastung
- positive Beeinflussung („Puffereffekt") der negativen Auswirkung der Belastung
- Stärkung der Gesundheit

Abb. 4 Effekte von sozialer Unterstützung auf Belastungen und Gesundheit

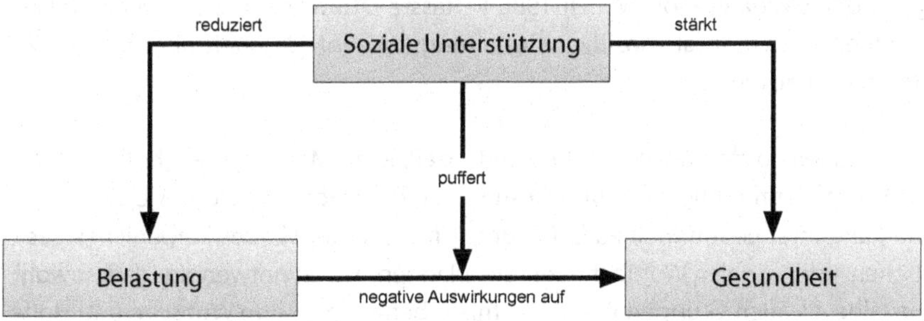

Quelle: BAuA 2004: 13

Bei zu geringer sozialer Unterstützung können folgende gesundheitliche Auswirkungen auftreten (vgl. BAuA 2004; Siegrist 1996: 76):
- erhöhtes Risiko für Herz-Kreislauf-Krankheiten
- vermehrtes Auftreten von Nacken und Schulterbeschwerden
- höheres Risiko für Rückenbeschwerden
- geringere Stressresistenz
- Befindlichkeitsbeeinträchtigungen
- erhöhte Zahl an Fehlzeiten und Fluktuation

Nicht jede Person braucht im gleichen Ausmaß soziale Unterstützung am Arbeitsplatz. Sie kann aber beispielsweise bei Übernahme neuer Aufgaben, bei betrieblichen Umstrukturierungen oder an Arbeitsplätzen mit dauerhaften hohen Arbeitsanforderungen zur Entlastung der Beschäftigten beitragen. Dazu müssen vor allem auch strukturelle Bedingungen (z. B. Handlungsspielräume, Kontaktmöglichkeiten) gegeben sein, die Unterstützungsprozesse erlauben (vgl. BAuA 2004). Soziale Unterstützung kann als Gesundheitsressource dann am besten wirksam werden, wenn die MitarbeiterInnen gut vernetzt sind, ein vertrauensvolles Klima herrscht und sie gemeinsame Werte teilen. Kurz gesagt: wenn das Sozialkapital in einer Organisation hoch ist. Welche Rolle das Sozialkapital in Pflege- und Sozialdiensten spielt und wie es – auch im Rahmen von BGF – gestärkt werden kann, wird in Kapitel 3. 8. erläutert.

2.3 Die Ottawa-Charta als Grundlage der Gesundheitsförderung

Grundlage und Rahmenkonzept der Gesundheitsförderung ist die von der Weltgesundheitsorganisation (WHO) 1986 verfasste Ottawa-Charta. Sie versteht Gesundheitsförderung als positives Gestaltungskonzept, das weit über präventive Ansätze hinausgeht:

„Gesundheitsförderung zielt auf einen Prozeß, allen Menschen ein höheres Maß an Selbstbestimmung über ihre Gesundheit zu ermöglichen und sie damit zur Stärkung ihrer Gesundheit zu befähigen. Um ein umfassendes körperliches, seelischen und soziales Wohlbefinden zu erlangen, ist es notwendig, daß sowohl einzelne als auch Gruppen ihre Bedürfnisse befriedigen, ihre Wünsche und Hoffnungen wahrnehmen und verwirklichen sowie ihre Umwelt meistern bzw. verändern können. (…) Gesundheit steht für ein positives Konzept, das in gleicher Weise die Bedeutung sozialer und individueller Ressourcen für die Gesundheit betont wie die körperlichen Fähigkeiten." (WHO 1986)

Zur Umsetzung dieses Ansatzes bezeichnet die Ottawa-Charta fünf Handlungsfelder der Gesundheitsförderung (ebd.):

- die Entwicklung einer gesundheitsfördernden Gesamtpolitik
- das Schaffen von gesundheitsförderlichen Lebenswelten
- die Unterstützung von gesundheitsbezogenen Gemeinschaftsaktionen
- das Entwickeln von persönlichen Kompetenzen
- eine Neuorientierung der Gesundheitsdienste

Im Mittelpunkt der Ottawa-Charta steht also die Frage, wie und mit welchen Mitteln das Gesundheitspotenzial von Menschen durch strukturelle und politische Initiativen und durch persönliche Unterstützung gefördert werden kann (Kickbusch 1996, zit. nach Hurrelmann 2003b: 97). Sie gibt damit zwei Richtungen vor (ebd.):

- die Stärkung von individuellen Kompetenzen zur Auseinandersetzung mit Krankheitsrisiken und zur Verbesserung der persönlichen Gesundheit
- die gesundheitsgerechte Gestaltung der sozialen und natürlichen Umwelt, um damit gute Bedingungen für die Gesundheit der Menschen zu schaffen

2.4 Gesundheitsförderung und Prävention: ein klares Verhältnis?

Lange Zeit wurden die Begriffe Gesundheitsförderung und Prävention gleichbedeutend verwendet. Auch heute noch – 20 Jahre nach Erscheinen der Ottawa-Charta – führen die beiden Begriffe manchmal zu Verwirrung. Das ist in gewisser Weise nachvollziehbar, denn in der Praxis sind Gesundheitsförderung und Prävention oft eng miteinander verknüpft.

Vom Ansatz her unterscheiden sich Gesundheitsförderung und Prävention aber wesentlich (Abb. 5, siehe nächste Seite):

- *Prävention* bezieht sich auf ganz spezifische Krankheitsrisiken und hat das Ziel, die Risiken für diese Krankheiten zu minimieren. Prävention wird in primäre, sekundäre und tertiäre Prävention eingeteilt.
- *Gesundheitsförderung* hingegen zielt nicht auf Risiken, sondern auf die Stärkung von individuellen und sozialen Ressourcen, um damit zum gesundheitlichen Wohlbefinden beizutragen.

Auch in der BGF-Praxis verläuft die Trennlinie zwischen Gesundheitsförderung und Prävention häufig unscharf (vgl. Hurrelmann 2003b). Denn die Reduktion von Krankheitsrisiken kann auch mit der Steigerung von Gesundheitspotenzialen einhergehen. Dennoch ist es wichtig, die beiden Ansätze analytisch klar voneinander zu trennen und auch in Feldern mit hohen Belastungs- und Beanspruchungsrisiken den Blick für die gesundheitsförderlichen Ressourcen in Person, Verhalten und Umwelt zu schärfen und daran anzusetzen.

Abb. 5 Unterschiede zwischen Gesundheitsförderung und Prävention

	Gesundheitsförderung	**Primäre Prävention**	**Sekundäre Prävention**	**Tertiäre Prävention**
Ansatzpunkt	zur Steigerung der Gesundheitspotenziale in Settings ohne Risiko- und Krankheitsbezug	zur Risikoreduktion vor Krankheitsbeginn	im Krankheitsstadium	nach akuter Krankheitsbehandlung
Gesundheitsbegriff	umfassender Gesundheitsbegriff (bio-psycho-sozial)	umfassender Gesundheitsbegriff (bio-psycho-sozial) biomedizinischer Gesundheitsbegriff	biomedizinischer Gesundheitsbegriff	biomedizinischer Gesundheitsbegriff
Zielgruppe	Bevölkerungsgruppen (soziale Gruppen)	Individuen (Einzelpersonen) Bevölkerungsgruppen (soziale Gruppen)	Individuen (PatientInnen)	Individuen (RehabilitandInnen)
Maßnahmenorientierung	ressourcensteigernd verhältnisändernd verhaltensändernd	risikosenkend verhaltensändernd verhältnisändernd	kurativ	rezidiv-prophylaktisch palliativ

Quelle: Fonds Gesundes Österreich 2006: 7

2.5 Merkmale „gesunder" Pflege- und Sozialdienste

Das Gleichgewichtsmodell von Gesundheit – wie es in Kap. 2. 1. dargestellt wurde – lässt sich auch auf Organisationen übertragen. Es ist auch im betrieblichen Kontext das Gleichgewicht zwischen Innenanforderungen (Qualifikation der MitarbeiterInnen, Arbeitsbedingungen) und Außenanforderungen (KundInnenerwartungen, Konkurrenzbeziehungen), das über die Leistungsfähigkeit (die „Gesundheit" der Organisation) entscheidet. Personelle und infrastrukturelle Ressourcen gewährleisten dies. Eine Organisation muss daher genauso in seine eigene Gesundheit investieren wie ein Mensch (Hurrelmann 2003: 165).

Unter dieser Annahme, nehmen Pflege- und Sozialdienste direkten Einfluss auf die Gesundheit und das Gesundheitsverhalten ihrer MitarbeiterInnen. So hängen z. B. die Ernährungsgewohnheiten der Pflege- und Betreuungskräfte stark davon ab, wie Essenspausen am Arbeitsplatz geregelt sind, d. h. welchen Stellenwert Ernährung und Erholung in der jeweiligen Organisationskultur haben. Aber auch die Frage, wie in der Organisation mit Gesundheitsrisiken und -belastungen umgegangen wird, welche Werte und Normen hier gelten, welche Formen der sozialen Unterstützung wirksam werden usw., beeinflusst das Gesundheitsbewusstsein und -verhalten der MitarbeiterInnen (vgl. Grossmann und Scala 1994).

Nach Badura und Hehlmann (2003: 20) zeichnen sich „gesunde" Organisationen durch folgende Merkmale aus (Badura und Hehlmann 2003: 20):

- partnerschaftlicher Führungsstil
- gemeinsame Überzeugungen, Werte und Regeln
- flache Hierarchien
- Vertrauen und gegenseitige Unterstützung
- transparente Entscheidungen
- Partizipationsmöglichkeiten
- Handlungsspielräume
- gute, abteilungsübergreifende Zusammenarbeit
- Weiterbildungsmöglichkeiten

Die große Bedeutung von Organisationen für die Gesundheit macht deutlich, dass BGF primär als systemabhängiges Thema zu sehen ist. Nicht (nur) die individuelle Verhaltensänderung, sondern vielmehr die Gestaltung von sozialen Arbeitsumwelten trägt zur Gesundheitsförderung der Pflege- und Betreuungskräfte bei. Diese Erkenntnisse fließen in die Methoden und in die Gestaltung von BGF ein.

Kapitel 3

Betriebliche Gesundheitsförderung (BGF): Grundlagen und Methoden

3.1 Definition und Zielsetzungen

Betriebliche Gesundheitsförderung (BGF) ist eine moderne Unternehmensstrategie zur Verbesserung von Gesundheit und Wohlbefinden am Arbeitsplatz (vgl. BKK Bundesverband 2005). Gemäß der europaweit anerkannten Luxemburger Deklaration[12] zielt BGF darauf ab, gesundheitlichen Belastungen vorzubeugen, Gesundheitspotenziale zu stärken und das körperliche, seelische und soziale Wohlbefinden der MitarbeiterInnen zu verbessern.

Um dies zu erreichen, wird eine Verknüpfung dreier Ansätze empfohlen (ebd.):
- Verbesserung der Arbeitsorganisation und der Arbeitsbedingungen
- Förderung einer aktiven Teilnahme aller Beteiligten
- Stärkung persönlicher Kompetenzen

Umfassend verstandene BGF zielt sowohl auf das Verhalten der Einzelnen und die Stärkung ihrer persönlichen Kompetenzen als auch auf die „Verhältnisse" in denen Menschen arbeiten, d. h. auf die gesamte Organisation mit ihren Gesundheitspotenzialen und -risiken. Im Kern geht es darum, Arbeitsbedingungen, Strukturen und Prozesse (Verhältnisse) so zu gestalten, dass die Beschäftigten nachhaltig zu gesundheitsförderlichen Arbeits- und Lebensweisen (Verhalten) befähigt und motiviert werden (vgl. Badura und Hehlmann 2003). Damit dies gelingen kann, müssen alle betrieblichen AkteurInnen einen Beitrag leisten: Management, Führungskräfte, BetriebsrätInnen, MitarbeiterInnen und Präventivkräfte (Sicherheitsfachkräfte, ArbeitsmedizinerInnen und ArbeitspsychologInnen).

---

[12] Die „Luxemburger Deklaration für betriebliche Gesundheitsförderung in der Europäischen Union" formuliert erstmals Grundsätze und eine Definition betrieblicher Gesundheitsförderung und wurde im Jahr 1997 mit Unterstützung der Europäischen Kommission von den Mitgliedern des „Europäischen Netzwerks für betriebliche Gesundheitsförderung" (ENWHP) verabschiedet (vgl. BKK Bundesverband 2005).

Durch diesen umfassenden Ansatz hat BGF nicht nur einen positiven Einfluss auf Arbeitsbedingungen und Gesundheit, Motivation sowie Arbeitszufriedenheit der Beschäftigen. Da sich gesundheitliche und wirtschaftliche Faktoren bedingen, steigert BGF auch die Wirtschaftlichkeit und Leistungsfähigkeit von Organisationen (vgl. AOK Bundesverband 2005b; Badura und Hehlmann 2003). Nicht zuletzt dient BGF auch der Verbesserung der Qualität der erbrachten Dienstleistungen, im Falle sozialer Dienstleistungsorganisationen: der Pflege und Betreuung der KlientInnen. Langfristiges Ziel der BGF ist die „gesunde Organisation", in der alle profitieren: die MitarbeiterInnen, die Führungskräfte, die KundInnen und KlientInnen.

3.2 Kernprozesse

Mit BGF wird ein längerfristiger Prozess initiiert, in dessen Verlauf die gesundheitliche Situation der MitarbeiterInnen systematisch erhoben wird und darauf aufbauend, Maßnahmen geplant, umgesetzt und bewertet werden. Als Ergebnis vieler durchgeführter Projekte unterschiedlicher Größe hat sich in den letzten Jahren eine Systematik bezüglich des grundsätzlichen Ablaufs von BGF herausgebildet und bewährt. Ein ganzheitliches, den Qualitätskriterien entsprechendes BGF-Projekt folgt den vier Kernprozessen Ist-Analyse, Planung von Maßnahmen, Intervention/Umsetzung von Maßnahmen und Evaluation (Abb. 6).

Abb. 6 Kernprozesse

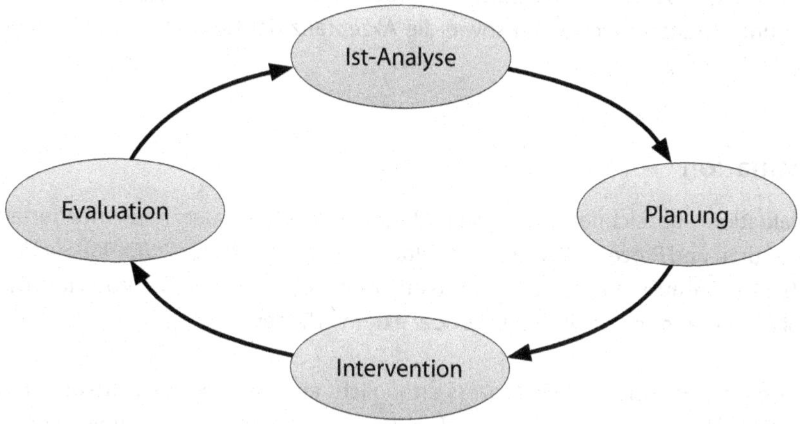

Quelle: eigene Darstellung in Anlehnung an Walter 2003

Ist-Analyse

Der eigentliche BGF-Prozess beginnt mit einer „Ist-Analyse". Hier geht es darum, die gesundheitliche Situation der Beschäftigten systematisch zu erheben und mögliche Einflussgrößen auf die Gesundheit zu erfassen (Walter 2003: 87). Um ein umfassendes Bild über die Situation zu erhalten, werden idealerweise verschiedene Daten- und Informationsquellen zur Ist-Analyse herangezogen. Dabei haben sich solche Methoden und Instrumente als sinnvoll erwiesen, bei denen das Wissen und die Sichtweise der MitarbeiterInnen miteinbezogen werden. Eine sorgfältige Ist-Analyse ist die Basis für die nachfolgende Planung und Umsetzung von Maßnahmen sowie deren Bewertung.

Planung

„Planung" meint jenen Prozess, in dem auf Basis der Ergebnisse der Ist-Analyse Ziele und Maßnahmen festgelegt werden und eine Handlungsabfolge für die Intervention erarbeitet wird (vgl. Walter 2003). Die Praxis zeigt, dass für diesen Prozess ausreichend Zeit veranschlagt werden muss. Vor allem die Planung von verhältnisbezogenen Maßnahmen erfordert in der Regel einen nicht zu unterschätzenden innerbetrieblichen Abstimmungsbedarf.

Intervention

Die Durchführung und Steuerung von gesundheitsbezogenen Maßnahmen wird als „Intervention" oder „Umsetzung" bezeichnet (vgl. Walter 2003). Wichtig in dieser Projektphase ist die Bereitschaft aller Beteiligten zur Übernahme von Aufgaben und Verantwortlichkeiten sowie die Akzeptanz der geplanten Maßnahmen bei der Zielgruppe.

Evaluation

„Evaluation" bezeichnet „die systematische Bewertung der implementierten Strukturen und Prozesse sowie der erzielten Ergebnisse" (Walter 2003: 96). Sie zielt dabei sowohl auf die Zielerreichung als auch auf Prozess- und Strukturqualität. Die Evaluation kann sowohl intern und/oder extern erfolgen.

Ein derart strukturierter BGF-Prozess ermöglicht ein schrittweises Vorgehen und gibt Sicherheit in der Durchführung. BGF-Projekte können durchaus unterschiedlich breit angelegt sein. So kann BGF zunächst nur in einem Bereich oder einer

Abteilung durchgeführt werden. Grundsätzlich sollten aber auch bei „kleinen" Projekten die Kernprozesse durchlaufen werden und alle MitarbeiterInnen des Bereichs oder der Abteilung in die BGF-Aktivitäten einbezogen werden. Das konkrete Vorgehen in den einzelnen Kernprozessen wird in Kapitel 5 veranschaulicht.

3.3 Vier Leitlinien

Das Ziel der BGF – „gesunde MitarbeiterInnen in gesunden Organisationen" – kann wirksam und nachhaltig erreicht werden, wenn BGF nach den in der Luxemburger Deklaration formulierten Leitlinien Partizipation, Integration, Projektmanagement und Ganzheitlichkeit gestaltet wird (vgl. BKK Bundesverband 2005, 2004).

Partizipation

Die gesamte Belegschaft wird am BGF-Prozess konsequent beteiligt. Dadurch kann nicht nur das spezielle Wissen der MitarbeiterInnen als „ExpertInnen in eigener Sache" aktiv genutzt werden. Es bedeutet auch, die Eigenverantwortung der Beschäftigten zu fördern und letztlich die Akzeptanz für BGF zu erhöhen.

Integration

BGF wird bei allen Entscheidungsprozessen und in allen Bereichen der Organisation systematisch berücksichtigt. Indem Gesundheit auf allen Hierarchieebenen als Entscheidungskriterium einbezogen wird, wird sie nach und nach Teil der Unternehmenskultur. Dass unter Umständen zunächst nur einzelne Abteilungen oder Bereiche einer Organisation in ein BGF-Projekt eingebunden werden, widerspricht dieser Leitlinie nicht.

Projektmanagement

Der gesamte BGF-Prozess – von der Analyse über die Planung und Umsetzung von Maßnahmen bis zur Bewertung der Ergebnisse – wird systematisch durchgeführt und dokumentiert. Dies erleichtert nicht nur die Zielerreichung, sondern auch die Nachvollziehbarkeit und Transparenz der Projektaktivitäten nach innen und außen.

Ganzheitlichkeit

BGF verbindet den Ansatz der Risikoreduktion mit dem der Förderung von Gesundheitspotenzialen. Weiters richtet sie den Blick auf das Verhalten der einzelnen Beschäftigten und auf die Organisation insgesamt, beinhaltet daher sowohl verhaltens- als auch verhältnisorientierte Maßnahmen.

Diese Leitlinien sind als Mindestanforderungen an qualitätsvolle und umfassend verstandene BGF zu verstehen. Wie die praktische Umsetzung dieser Leitlinien im Rahmen eines BGF-Prozesses gestaltet werden kann, wird in Kapitel 5 veranschaulicht.

3.4 BGF: eine Management- und Führungsaufgabe

Eine wesentliche Voraussetzung für den Erfolg von BGF ist, dass sie als Aufgabe des Managements und der Führungskräfte wahrgenommen wird. Ohne deren Commitment und aktive Unterstützung kann BGF in der Organisation nicht nachhaltig verankert werden. Steht das Management hinter der BGF, dann schafft es entsprechende Rahmenbedingungen und Vorgaben für Führungskräfte (z. B. Zeitressourcen, Integration von Gesundheitszielen in Zielvereinbarungsgespräche).

Im Zusammenhang mit Gesundheit in einer Organisation spielen Führungskräfte eine wichtige Rolle (Abb. 7), und zwar in Bezug auf die folgenden Aspekte (Zimber o. J.; Maunz 2006; Österreichische Kontaktstelle für betriebliche Gesundheitsförderung 2006; Scharinger 2006; BKK Bundesverband 2004; Dietscher et al. 2004):

Abb. 7 Rolle der Führungskräfte in der BGF

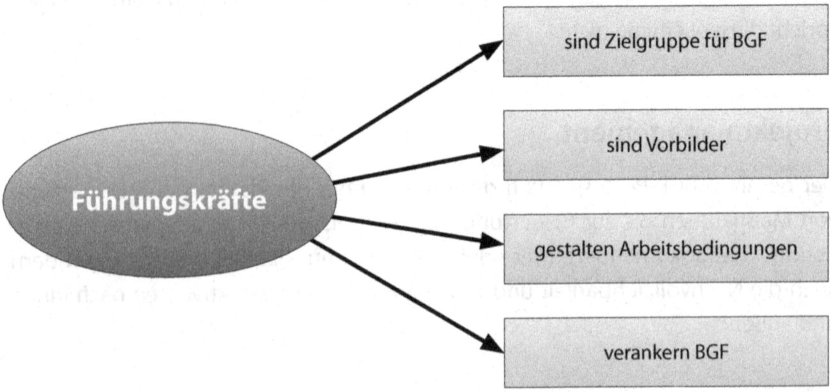

Quelle: eigene Darstellung

Führungskräfte sind Zielgruppe für BGF

Führungskräfte sind häufig selbst hoch belastete Personen, da sie unter erheblichem Leistungs- und Verantwortungsdruck stehen, betrieblichen Sachzwängen ausgesetzt sind und in der Regel wenig Anerkennung bekommen. Ihre Führungsrolle können sie nur entsprechend gesundheitsförderlich wahrnehmen, wenn ihre eigene körperliche, psychische und soziale Gesundheit im Gleichgewicht ist und sie mit ihren Belastungen und dem Stress gut umgehen können.

Führungskräfte sind Vorbilder

Das Gesundheits- und Kommunikationsverhalten der Führungskräfte formt für die MitarbeiterInnen das Bild von dem, was gewollt und gewünscht ist. Die eigene Fähigkeit der Führungskräfte, mit Belastungen umzugehen, überträgt sich damit auf die MitarbeiterInnen. Führungskräfte, die Mechanismen der Stressentstehung und -verarbeitung kennen, sind eher in der Lage, Stresssymptome bei ihren MitarbeiterInnen zu erkennen und rechtzeitig einzugreifen. Machen Führungskräfte durch ihre Entscheidungen deutlich, dass ihnen die Förderung der Gesundheit wichtig ist, werden bei ihren MitarbeiterInnen Einstellungs- und Verhaltensänderungen bewirkt.

Führungskräfte gestalten Arbeitsbedingungen

Führungskräfte gestalten Arbeitsplätze, Arbeitsorganisation (z. B. Anpassung von Aufgaben, Handlungsspielräume, Qualifikation, Zielvorgaben) und das „soziale Miteinander" in der Organisation. Sie beeinflussen durch ihr Führungsverhalten (Entscheidungen, Führungsstil, Wertschätzung, Anerkennung) auch nachweislich Motivation, Arbeitszufriedenheit, Fluktuation und Gesundheit ihrer MitarbeiterInnen. Studien konnten zeigen, dass Management- und Führungsqualitäten wesentlich dazu beitragen, die mit der Pflegetätigkeit verbundenen Belastungen zu reduzieren. Je positiver Führungskräfte wahrgenommen werden, desto geringer sind die emotionale Erschöpfung und die reduzierte Leistungsfähigkeit, d. h. das Burn-Out-Risiko der MitarbeiterInnen wird reduziert. Indirekt beeinflussen Führungskräfte damit auch die Pflege- und Betreuungsqualität in ihrer Einrichtung.

Führungskräfte verankern BGF

Führungskräfte können ihre Führungsrolle nutzen, um BGF als strategisches Prinzip in der Organisation zu verankern und umzusetzen. Sie können insbesondere darauf achten, dass das Thema Gesundheitsförderung in möglichst alle Entscheidungsprozesse ihrer Einrichtung einfließen. Gesundheitsförderung kann z. B. in bestehende Leitbilder und strategische Grundsatzdokumente, in das Qualitätsmanagement oder Standards eingebaut werden.

3.5 Ebenen der Intervention

Wenn es um konkrete Interventionen, d. h. die Umsetzung von gesundheitsfördernden Maßnahmen geht, dann bieten sich prinzipiell vier Ebenen an, um Belastungen zu reduzieren und Gesundheitspotenziale zu stärken (vgl. Scharinger 2006):

- Reduktion von Belastungen auf Ebene der Organisation (verhältnisorientiert)
- Reduktion von Belastungen auf Ebene der Person (verhaltensorientiert)
- Aufbau von Ressourcen auf Ebene der Organisation
- Aufbau von Ressourcen und Fähigkeiten auf Ebene der Person

Die nachfolgende Abbildung 8 veranschaulicht die vier Interventionsebenen und die Zuordnung von beispielhaften Maßnahmen:

Abb. 8 Vier Ebenen der Intervention

	Reduktion von Belastungen	**Aufbau von Ressourcen**
Organisation (verhältnisorientiert)	▪ ergonomische Veränderungen ▪ Anschaffung von Hebehilfen ▪ (Neu-)Gestaltung von Arbeits- und Pausenräumen ▪ Einrichtung von rauchfreien Zonen ▪ bessere Pausenregelung u. a.	▪ Gestaltung von Teambesprechungen ▪ autonome Gestaltung von Dienstplänen ▪ Arbeitsaufgaben mit hohen Entscheidungsspielräumen ▪ Beteiligungsmöglichkeiten ▪ Erhalt von Arbeitsplätzen für ältere MitarbeiterInnen u. a.
Person (verhaltensorientiert)	▪ Rückenschule ▪ Bewegungs- und Ernährungsprogramm ▪ Haut- und Infektionsschutz ▪ Rauchentwöhnung ▪ Sucht-Prävention u. a.	▪ Seminare zu Stress- oder Konfliktmanagement ▪ Führungskräfte-Trainings ▪ Willkommensfeier für neue MitarbeiterInnen ▪ Job-Rotation u. a.

Quelle: eigene Zusammenstellung in Anlehnung an Scharinger 2006: 7f; Bamberg et al. 1998

Die Trennung der vier Ebenen dient vor allem analytischen Zwecken und ist in der Praxis nicht immer eindeutig. Sie erleichtert aber dennoch die Planung und Zuordnung von Maßnahmen. *Verhältnisorientierte Maßnahmen* zielen primär auf die Veränderung von Arbeitssituationen und -bedingungen; *verhaltensorientierte Maßnahmen* stellen die Veränderung des Verhaltens der MitarbeiterInnen in den Vordergrund. Grundsätzlich sollte der Schwerpunkt auf verhältnisbezogenen Maßnahmen liegen. Sie gewährleisten eine dauerhafte Veränderung. Verhaltensbezogene Maßnahmen können durchaus sinnvoll sein, sollen aber primär die verhältnisbezogenen Aktivitäten ergänzen.

3.6 BGF als Strategie der Organisationsentwicklung

Die Praxis hat gezeigt, dass isoliert durchgeführte betriebliche Gesundheitsförderungsmaßnahmen keine nachhaltige Wirkung zeigen. Vielmehr sind BGF-Maßnahmen dann am wirkungsvollsten, wenn sie in einen organisatorischen Rahmen eingebettet sind. Die aktive Gestaltung betrieblicher Arbeitsbedingungen für Gesundheit bedeutet eine Veränderung von (v. a. sozialen) Organisationsstrukturen und -prozessen. BGF ist daher im Kern als eine Organisationsentwicklungsstrategie zu verstehen (vgl. z. B. Meggeneder und Hirtenlehner 2006; Badura und Hehlmann 2003; Grossmann und Scala 2001a; Pelikan et al. 1993).

Die enge Verknüpfung von BGF und Organisationsentwicklung (OE) ergibt sich aus ihrer ähnlichen Zielsetzung und ihren Grundannahmen: Ziel beider ist, Bewusstsein und Aufmerksamkeit zu schaffen, Strukturen und Prozesse in Organisationen systematisch zu beobachten, zu analysieren und zu verändern, um zu einer nachhaltigen Verbesserung beizutragen (vgl. Gesundheitsförderung Schweiz 2005c; French und Bell 1994: 31). Im Fokus beider steht ebenso die Verbesserung der Qualität des Arbeitslebens für die in ihr tätigen Menschen und die Verbesserung der Leistungsfähigkeit der Organisation (vgl. Gairing 1996). Sie sehen darin keinen Widerspruch.

In den nachfolgend angeführten Kennzeichen von OE (Westermayer 1998: 124ff) zeigen sich auch ihre Gemeinsamkeiten mit BGF:

- längerfristig und partizipativ angelegt
- prozessorientiert
- gibt der Analysephase breiten Raum
- benutzt eine „rollende Planung"
- versteht Konfliktbearbeitung als integrativen Bestandteil
- verfolgt das Prinzip der Ganzheitlichkeit

Neben den Gemeinsamkeiten gibt es auch Unterschiede der beiden Konzepte (vgl. ebd.):

- BGF ist durch das Thema „Gesundheit" bestimmt, während OE inhaltlich meist nicht vorgegeben ist
- die Ziele der BGF sind eine Verbesserung der Gesundheit, die Ziele der OE sind weiter gefasst und zum Teil erst im OE-Prozess zu entwickeln
- BGF folgt einer relativ festgelegten Implementierungsstrategie, die Abfolge von OE ist variabler

Zusammengefasst: BGF wie OE sind als Entwicklungsprozesse von Organisationen und der in ihr beschäftigten Menschen zu verstehen. Die Initiierung und Durchführung eines OE-Projekts wie die eines BGF-Projektes setzt die Lernfähigkeit und -bereitschaft der Beteiligten als auch der Organisation als ganzer voraus. Die Einflussnahme auf die Gestaltung und Entwicklung einer gesunden Organisation erfolgt im weitesten Sinne durch eine Verbesserung der Kommunikation und die Gestaltung von Lernprozessen für alle Beteiligten.

3.7 Bewährte Ansatzpunkte der BGF

Moderne BGF geht weit über die traditionellen Gesundheitsaktivitäten wie Ernährungs- und Bewegungskurse, Rückenschulen und Entspannungsangebote hinaus und verfolgt einen ganzheitlichen, ressourcenbezogenen und an Strategien der Organisationsentwicklung orientierten Ansatz. Sie berücksichtigt alle Faktoren und Bereiche eines Unternehmens, die Einfluss auf die Gesundheit nehmen. BGF setzt an, bevor die Belastung entsteht. Wird BGF ernstgenommen, werden daher nicht primär Symptome (Verhaltensweisen), sondern Ursachen von belastenden Situationen in den Blick genommen. Entsprechend der Luxemburger Deklaration sind folgende Ansatzpunkte zentral (vgl. BKK Bundesverband 2005, 2004; Demmer 1995):

Unternehmensleitlinien und -kultur

Eine Unternehmenskultur, die der Gesundheit der MitarbeiterInnen neben den wirtschaftlichen Unternehmenszielen hohe Priorität beimisst, schafft ein positives Klima für eine umfassende gesundheitsförderliche Gesamtpolitik in der Organisation. Hierzu gehören insbesondere Leitlinien kooperativer und partizipativer MitarbeiterInnenführung sowie eine Führungspraxis, die dem Wohlbefinden der MitarbeiterInnen einen hohen Stellenwert einräumt. Im Zuge eines BGF-Prozesses werden das Bewusstsein für gesundheitliche Zusammenhänge geschärft, die Handlungs- und Lösungskompetenz im Umgang mit Beanspruchungen und Belastungen gestärkt und der soziale Zusammenhalt gefördert.

Arbeitsorganisation

Eine vorausschauende gesundheitsgerechte Arbeitsgestaltung ist die Basis von ganzheitlicher BGF. Darunter ist zu verstehen, dass die Arbeitsorganisation so gestaltet wird, dass den MitarbeiterInnen Einflussmöglichkeiten auf die eigenen Arbeitsbedingungen, offene Handlungsspielräume und Möglichkeiten kollegialer Unterstützung, z. B. im Rahmen von Teamarbeit, eingeräumt werden. Ein ausgewogenes Verhältnis zwischen Arbeitsanforderungen und Kompetenzen der MitarbeiterInnen ist ein weiteres Merkmal gesundheitsförderlicher Arbeitsgestaltung. Auch Arbeitszeitregelungen, die die Vereinbarkeit familiärer und beruflicher Anforderungen entsprechend individueller Verpflichtungen erleichtern, helfen Stress zu vermeiden. Hierdurch können auch sozial bedingte und gesundheitlich relevante Unterschiede zwischen Männern und Frauen verringert werden.

Personalwesen und -politik

Strategien des Personaleinsatzes und der Personalentwicklung ermöglichen es, dass Gesundheitspotenziale in der Arbeitsorganisation tatsächlich ausgeschöpft werden können. Ergonomische Verbesserungen und erweiterte Handlungsspielräume steigern erst dann das Wohlbefinden, wenn die Beschäftigten befähigt, qualifiziert und motiviert sind, sie zu nutzen. Anforderungsgerechte Personalrekrutierung sowie Aus- und Weiterbildung leisten so einen wichtigen Beitrag zur BGF.

Integrierter Arbeits- und Gesundheitsschutz

Die koordinierte und integrative Betrachtung von BGF und Arbeits- und Gesundheitsschutz trägt dazu bei, dass die Reduktion von arbeitsbedingten Erkrankungs- und Gefährdungsquellen mit Maßnahmen der Gesundheitsförderung konzeptionell aufeinander abgestimmt werden.

3.8 Sozialkapital stärken: ein neuer Fokus

Im Rahmen von BGF den Blick verstärkt auf das Thema „Sozialkapital" zu richten, trägt dem Umstand Rechnung, dass hohes Sozialkapital in einer Organisation die Gesundheit der MitarbeiterInnen fördert. Auch in Pflege- und Sozialdiensten ist das vorhandene Sozialkapital eine wichtige Ressource für mobile Pflege- und Betreuungskräfte, um die Belastungen des Arbeitsalltags besser zu bewältigen und länger gesund und arbeitsfähig zu bleiben. Die Stärkung des Sozialkapitals ist daher – neben den oben genannten – ein zentraler Ansatzpunkt in der BGF.

Unter Sozialkapital verstehen Badura und Hehlmann (2003: 7f) „Merkmale sozialer Systeme, die sich gleichermaßen positiv auf ihre kollektive Leistungsfähigkeit wie auf das Wohlbefinden ihrer Mitglieder auswirken". Im Vordergrund stehen:

- soziale Vernetzung der MitarbeiterInnen (u. a. Voraussetzung für soziale Unterstützung; siehe Kap. 2. 2.)
- vertrauensvolle Zusammenarbeit (Klima)
- gemeinsam geteilte Überzeugungen, Werte und Regeln (Kultur)

Humankapital (fachliche Qualifikation) und Sachkapital (technische Ausstattung) sind geläufige Begriffe in der Unternehmenswelt. Der Sozialkapitalansatz fügt dem eine Perspektive hinzu, die auf das soziale System einer Organisation gerichtet ist. Erst dadurch wird das Zusammenwirken von Menschen transparent und im Sinne einer „gesunden" Organisation gestaltbar (Badura und Hehlmann 2003).

Sozialkapital als gesundheitsförderliches Potenzial entsteht dort, wo Menschen aufeinander zugehen, sich kennen lernen, Vertrauen ausbilden, sich gegenseitig unterstützen und Gemeinsamkeiten im Denken, Fühlen und Handeln finden. Durch den interaktiven Charakter der Pflege- und Betreuungsarbeit (Kommunikation, Kooperation, Vertrauen) bestehen auf Seite der MitarbeiterInnen meist gute Voraussetzungen, Sozialkapital zu bilden und im wahrsten Sinne des Wortes zu „pflegen". Die hohe intrinsische Motivation, die hohe Identifikation mit der Tätigkeit und das hohe Verantwortungsgefühl der MitarbeiterInnen (vgl. z. B. Krenn und Papouschek 2003; Simsa et al. 2003) fördern dies zusätzlich.

Zugleich bestehen in mobilen Pflege- und Sozialdiensten vielfach spezifische (arbeits-)organisatorische, kulturelle und überbetriebliche Gegebenheiten, welche die Bildung und Förderung von Sozialkapital erschweren, wie zum Beispiel (vgl. Donat und Spicker 2006, 2005):

- Einzelarbeit
- Außendienst: räumliche Trennung von Arbeitsort und Betrieb
- geringe Teamarbeits-Strukturen
- wenig Möglichkeiten zur Zusammenkunft
- Kultur der „EinzelkämpferInnen"
- eingeschränkte Kommunikation zwischen den Berufsgruppen
- Anerkennungsdefizite
- Überlastung
- zum Teil hohe Personalfluktuation
- häufige Umstrukturierungen
- Kostendruck

Diese Bedingungen machen es erforderlich, aktiv und gezielt in die Förderung und Bildung von Sozialkapital zu investieren, um die Gesundheit der MitarbeiterInnen zu fördern. Eine *sozialkapitalorientierte* betriebliche Gesundheitsförderung trägt den Bedingungen in der mobilen Pflege und Betreuung Rechnung und zielt v. a. auf die Gestaltung von unterstützenden (Kommunikations-)Strukturen, Prozessen und Kulturen. Dadurch wird einerseits das vorhandene Sozialkapital gestärkt, andererseits die Bildung von weiterem Sozialkapital gefördert. Beispiele für sozialkapitalförderliche Strategien werden in Kapitel 5. 5. dargestellt.

Mobile Pflege- und Sozialdienste profitieren von einer sozialkapitalorientierten betrieblichen Gesundheitsförderung in besonderem Maße, denn ein hohes Maß an Sozialkapital wirkt zugleich gesundheitsförderlich *und* produktiv. Hohes Sozialkapital (vgl. Badura und Hehlmann 2003):

- erleichtert die Zusammenarbeit
- fördert den Informationsfluss und Wissensaustausch
- unterstützt die MitarbeiterInnen in ihrem Bemühen, gute Arbeit zu leisten
- verbessert die Fähigkeiten zur Stressverarbeitung
- schafft die Voraussetzungen für gesundheitsförderliches Verhalten

In der BGF vermehrt sozialkapitalförderliche Aspekte zu berücksichtigen, ist in mehrfacher Hinsicht lohnend:

- Der Blick wird gezielt auf die sozialen Zusammenhänge in einer Organisation und die dort bestehenden Gesundheitschancen und -risiken gelenkt. Dadurch können *konkrete gesundheitsförderliche Maßnahmen* abgeleitet, entwickelt und umgesetzt werden.
- Die Möglichkeiten und Ressourcen, die sich aus der Förderung von Sozialkapital ergeben, wirken nicht nur positiv auf die Gesundheit der MitarbeiterInnen,

sondern über eine Verbesserung der Qualität der Dienstleistung auch auf das gesundheitliche *Wohlbefinden der KlientInnen*.

- *BGF selbst ist eine Investition in Sozialkapital*, z. B. durch die Förderung der Partizipation und Kommunikation, die interdisziplinäre Zusammenarbeit und die Erweiterung von Handlungsspielräumen.
- Und nicht zuletzt sind es in der konkreten BGF-Projektarbeit v. a. die sozialen Faktoren, die *Einfluss auf das Projektergebnis* nehmen. Je besser es z. B. gelingt, die betrieblichen AkteurInnen miteinander zu vernetzen, eine vertrauensvolle Arbeitsatmosphäre zu schaffen, Konflikte konstruktiv zu meistern und zu einem gemeinsamen Verständnis von Gesundheit bzw. BGF zu kommen, umso wahrscheinlicher ist der Projekterfolg.

3.9 Qualitätskriterien

BGF basiert auf einem anspruchsvollen Konzept mit umfassender Zielsetzung. Das hat auch Konsequenzen für die an sie gerichteten Qualitätsanforderungen (z. B. von AuftraggeberInnen im Betrieb, in Projektteams, bei Förder- bzw. GeldgeberInnen). Qualitätskriterien sind in jeder Arbeitsphase von BGF-Projekten hilfreich: Sie ermöglichen eine systematische Reflexion und Bewertung des Prozesses und unterstützen die Projektbeteiligten bei der Planung und Durchführung ihrer Vorhaben. Nicht zuletzt tragen sie dazu bei, Stärken und Verbesserungspotenziale in der Projektdurchführung zu identifizieren. Die Orientierung an Qualitätskriterien erhöht damit die Erfolgsaussichten und die Wirksamkeit von BGF.

Im Folgenden werden die Qualitätskriterien des Europäischen Netzwerks für Betriebliche Gesundheitsförderung und jene der Stiftung Gesundheitsförderung Schweiz im Überblick dargestellt. Zur Unterstützung der Praxis haben beide Institutionen jeweils ein Verfahren entwickelt, mit dem Projektbetreibende die Qualität ihrer Aktivitäten zur BGF selbst einschätzen können (vgl. Gesundheitsförderung Schweiz 2005c; BKK Bundesverband 2003a). Während die Qualitätskriterien des Europäischen Netzwerks eher an der „Unternehmenslogik" anknüpfen, zeichnen sich jene der Gesundheitsförderung Schweiz durch ihre starke Orientierung an der BGF-Projektarbeit aus und können besonders für „BGF-EinsteigerInnen" sehr nützlich sein.

Die Qualitätskriterien des Europäischen Netzwerks für Betriebliche Gesundheitsförderung

Das Europäische Netzwerk für Betriebliche Gesundheitsförderung[13] hat – orientiert an der Luxemburger Deklaration und in Anlehnung an das EFQM-(European Foundation for Quality Management)-Modell – Qualitätskriterien für betriebliche Gesundheitsförderung entwickelt. Die Qualitätskriterien beziehen sich auf sechs Bereiche und sind im Folgenden beispielhaft angeführt (vgl. BKK Bundesverband 2003b):

Betriebliche Gesundheitsförderung und Unternehmenspolitik

Kriterium: BGF wird als Führungsaufgabe wahrgenommen und ist in bestehende Managementsysteme integriert (z. B. Leitlinie zu BGF, Ressourcen für BGF, BGF ist Bestandteil der Aus- und Fortbildung von Führungskräften).

Personalwesen und Arbeitsorganisation

Kriterium: Die Fähigkeiten der MitarbeiterInnen bei der Arbeitsgestaltung werden berücksichtigt (z. B. Beteiligungs- und Entwicklungsmöglichkeiten, Vermeidung von Über- oder Unterforderung, Vereinbarkeit von Familie und Beruf).

Planung betrieblicher Gesundheitsförderung

Kriterium: BGF basiert auf einem klaren Konzept, das fortlaufend überprüft, verbessert und allen MitarbeiterInnen bekannt gemacht wird (BGF-Maßnahmen basieren auf einer Ist-Analyse).

SozialeV erantwortung

Kriterium: Die Organisation wird ihrer sozialen Verantwortung im Umgang mit den natürlichen Ressourcen gerecht (z. B. Unterstützung der Organisation von gesundheitsbezogenen Initiativen).

---

[13] Das „Europäische Netzwerk für Betriebliche Gesundheitsförderung" existiert seit 1996. Grundlage der Arbeit dieses Netzwerkes ist das Gemeinschaftsprogramm der Europäischen Union zur Gesundheitsförderung, -aufklärung und -erziehung. Seine Aktivitäten werden von der Europäischen Kommission gefördert (vgl. BKK Bundesverband 2003b).

Umsetzung betrieblicher Gesundheitsförderung

Kriterium: Maßnahmen zur gesundheitsgerechten Arbeitsgestaltung und zur Unterstützung gesundheitsgerechten Verhaltens sind dauerhaft miteinander verknüpft und werden systematisch durchgeführt (z. B. Einrichtung einer Steuerungsgruppe, definierte Ziele und Zielgruppen für BGF-Maßnahmen).

Ergebnisse betrieblicher Gesundheitsförderung

Kriterium: Der Erfolg von BGF wird an einer Reihe von kurz-, mittel- und langfristigen Indikatoren gemessen (z. B. gesundheitliches Wohlbefinden, Arbeitszufriedenheit, Fluktuation, Unfallgeschehen, Krankenstandstage).

Die Qualitätskriterien der Stiftung Gesundheitsförderung Schweiz

Die Qualitätskriterien der Stiftung Gesundheitsförderung Schweiz[14] sind ebenfalls übersichtlich in sechs Bereiche gegliedert und werden nachfolgend beispielhaft vorgestellt (vgl. Gesundheitsförderung Schweiz 2005b):

Konzepte der Gesundheitsförderung

Kriterien: Das Projekt ist auf die Stärkung persönlicher und sozialer Ressourcen ausgerichtet.
Das Projekt ist auf Veränderungen von Verhalten und Verhältnissen in bestimmten Settings ausgerichtet.

Projektbegründung

Kriterien: Der Bedarf für das Projekt ist nachgewiesen.
Positive und negative Erfahrungen aus anderen Projekten sind reflektiert und werden genutzt.

[14] Die Stiftung „Gesundheitsförderung Schweiz" existiert seit 1989. Sie hat sich zur Aufgabe gemacht, Maßnahmen zur Gesundheit anzuregen, zu koordinieren und zu evaluieren. Die Stiftung betreibt die Website www.quint-essenz.ch (9. 3. 2007).

Projektplanung

Kriterien: Die Projektziele sind wirkungsorientiert und überprüfbar.
Die für das Projekt notwendigen fachlichen, personellen und finanziellen Ressourcen sind sichergestellt.

Projektorganisation

Kriterien: Das Projekt hat eine adäquate und für alle AkteurInnen nachvollziehbare Projektstruktur.
Die Projektleitung und die Mitglieder des Projektteams sind für ihre Aufgaben ausreichend qualifiziert.

Projektsteuerung

Kriterien: Das Projekt ist mittels Meilensteinen in mehrere Etappen gegliedert.
Die Evaluation ermöglicht eine optimale Steuerung des Projekts.

Wirkungen

Kriterien: Die Zielerreichung und Wirkungen des Projekts sind abschließend evaluiert.
Das Projekt ist auf nachhaltige Veränderungen ausgerichtet.

Die hier dargestellten Qualitätskriterien bilden den umfassenden Ansatz betrieblicher Gesundheitsförderung ab und geben ihr eine konkrete Zielperspektive. Es ist in der Regel nicht möglich und notwendig, beim Einstieg ins Thema BGF, gleichzeitig alle Qualitätsziele zu erreichen. Empfehlenswert ist, jene Bereiche zu fokussieren, die für den Projekterfolg besonders wichtig sind. Auch weil Organisationen über unterschiedliche Ressourcen und Voraussetzungen verfügen, sollen die Kriterien nicht im Sinne eines absoluten Maßstabes verstanden werden, sondern vor allem Orientierung für die Gestaltung und Weiterentwicklung moderner betrieblicher Gesundheitsförderung geben.

3.10 Kostenu nd Nutzen

BGF hat nur dann eine realistische Chance umgesetzt zu werden, wenn sie betriebswirtschaftlichen Prinzipien nicht widerspricht. Die Frage, was BGF kostet und welchen Nutzen sie stiften kann, ist daher von besonderer Relevanz für ihre Akzeptanz und die Bereitschaft zur Investition. Badura und Hehlmann (2003: 4) gehen davon aus, dass der Gewinn, den Unternehmen durch die Reduzierung von Fehlzeiten erwirtschaften, in der Regel weit über den Investitionen eines systematisch betriebenen Gesundheitsmanagements liegt. Im Folgenden werden bisherige Erkenntnisse zu Kosten- und Nutzenaspekten der BGF zusammenfassend dargestellt.

Vorweg sei darauf hingewiesen, dass einer verlässlichen ökonomischen Bewertung von BGF aus mehreren Gründen Grenzen gesetzt sind (vgl. Macha 2005; Helmenstein et al. 2004; Schwendenwein 1997):

- Kosten und Nutzen der BGF-Maßnahmen entstehen zeitlich verzögert, d. h. die Folgen der Maßnahmen werden meist erst mittel- bis langfristig wirksam.
- Nicht alle Kosten- und Nutzengrößen der BGF-Aktivitäten sind genau zu erfassen (z. B. Aufmerksamkeit, gesteigerte Motivation, höhere Lebensqualität).
- Der Nutzen einzelner Maßnahmen überlappt sich oft und ist daher schwer messbar.
- Die kausale Zuordnung von aufgetretenen positiven Effekten zu einzelnen Maßnahmen bzw. Maßnahmenpaketen ist mit Unsicherheit behaftet bzw. erst nach längerer Zeit möglich. In dieser Zeit können viele indirekte Einflüsse das Umfeld beeinflussen (z. B. Umstrukturierungen).
- Die monetäre Erfassung des indirekten Nutzens ist schwierig, da der Nutzen oft in verhinderten, nicht stattgefundenen Ereignissen liegt (z. B. Krankheit).
- Thema Krankenstände: Der Krankenstand eignet sich nicht als alleiniger Indikator zur Evaluation der Wirksamkeit von BGF-Projekten, da er durch vielfältige betriebliche und überbetriebliche Faktoren bestimmt wird. Dieses Problem ist nur durch ergänzende Erhebungen (Befragungen, Interviews, Gruppendiskussionen) zu entschärfen. Wichtig ist, herauszufinden, welche Probleme in der betreffenden Organisation zu hohen Krankenständen bei den MitarbeiterInnen führen.

Kosten-Aspekte

Auch wenn die Kosten eines BGF-Projekts genau berechnet werden könnten, ist es aufgrund der Vielzahl unterschiedlicher Projektvarianten und möglicher Maßnahmen kaum möglich, daraus allgemein gültige Aussagen treffen zu können. Dies gilt umso mehr, als das Wesen der BGF ja auf den Betrieb maßgeschneiderte Programme erfordert (vgl. Helmenstein et al. 2004). In verschiedenen Studien wurden die Kosten von BGF-Projekten v. a. auf drei Ebenen identifiziert: auf Ebene der MitarbeiterInnen, auf Ebene der Organisation und auf gesellschaftlicher Ebene (Abb. 9).

Abb. 9 Kosten von BGF-Projekten auf drei Ebenen

	Ebene der MitarbeiterInnen	Ebene der Organisation	Gesellschaftliche Ebene
Kosten	■ Aufmerksamkeit ■ Zeitaufwand ■ mögliche Selbstbehalte für Gesundheitsaktionen ■ (zeitweise) Befindungsbeeinträchtigung während bestimmter Maßnahmen (z. B.: Rauchentwöhnung, Sport)	■ Aufmerksamkeit ■ interne Personalkosten (z. B. Projektleitung, -team, Gesundheitszirkel) ■ externe Kosten (z. B. Evaluation, BeraterInnen, GesundheitsexpertInnen) ■ maßnahmenbezogene Kosten (z. B. Schulungen, Hilfsmittel)	■ Fördergelder der „öffentlichen Hand"

Quelle: eigene Darstellung in Anlehnung an AOK Bundesverband 2005a, b; Pelikan et al. 2005; Kriener et al. 2004; Badura und Hehlmann 2003

Da der Nutzen von BGF-Projekten für viele Betriebe zu Beginn schwer abzuschätzen ist, bestehen verständlicherweise Unsicherheiten bezüglich der zu kalkulierenden Kosten. Denn es ist nicht nur in Maßnahmen zu investieren, es sind vor allem interne Personalkosten sowie Kosten für Fremdleistungen, die die betrieblichen Projektkosten ausmachen. Diese Investitionen in ein BGF-Projekt sind allerdings stets in Bezug auf verbesserte Arbeits- und Organisationsbedingungen zu sehen. Und: Je systematischer ein BGF-Projekt geplant wird, desto realistischer lassen sich die Kosten für das Projekt abschätzen.

Nutzen-Aspekte

Wenngleich es kaum Daten gibt, um das konkrete Verhältnis zwischen den Kosten eines umfassenden BGF-Projekts und den damit erzielten Ersparnissen zu bestimmen, belegen viele Studien doch deutliche Nutzeneffekte durch BGF (vgl. Kriener et al. 2004; Kreis und Bödecker 2003). Unter dem Nutzen einer Maßnahme versteht man die Summe all ihrer positiven Wirkungen. Welche positiven Wirkungen ein BGF-Projekt erzielt, hängt wesentlich von seinen Zielen, seiner Gestaltung und den Durchführungsbedingungen ab. Daraus resultiert, dass es keine allgemein gültigen Bewertungskriterien für BGF geben kann, sondern betriebsspezifisch variierende, teilweise überlappende Nutzendimensionen (vgl. Kriener et al. 2004). Nutzeneffekte können – wie die Kostenaspekte – auf der Ebene der MitarbeiterInnen, der Organisation sowie auf gesellschaftlicher Ebene auftreten (Abb. 10).

Abb. 10 Nutzen von BGF-Projekten auf drei Ebenen

		Ebene der MitarbeiterInnen	Ebene der Organisation	Gesellschaftliche Ebene
Nutzen	direkt-monetär	■ gesteigerte Arbeitsfähigkeit	■ Senkung der Krankenstände ■ geringe Fluktuationsrate (Reduktion der Rekrutierungs- und Einarbeitskosten) ■ Reduktion des Absentismus ■ gesteigerte Produktivität ■ Produkt und Prozessoptimierung ■ Qualitätssteigerung ■ Steigerung der Zukunftsfähigkeit des Unternehmens ■ verbesserte Problemlösungen ■ nachhaltige Unternehmensentwicklung	■ Verringerung von Ausgaben für Krankenbehandlung ■ Steigerung der Erwerbszeiten (Beitragszeiten) ■ geringere Arbeitslosigkeit ■ höherer gesamtgesellschaftlicher Wohlstand ■ Vermeidung von Erwerbsunfähigkeit
	indirekt-monetär	■ Verbesserung von Wohlbefinden und Gesundheit ■ verbesserte Arbeitsbedingungen ■ Carry-Over Effekte: positive Beeinflussung andere Lebensbereiche (Familie, Freizeit, etc.) ■ Steigerung der Lebenserwartung	■ verbesserte Kommunikation und Kommunikationsstrukturen ■ erhöhte Motivation der MitarbeiterInnen ■ MitarbeiterInnenzufriedenheit ■ eine größere Identifikation mit dem Unternehmen ■ verbessertes Betriebsklima ■ gesteigerte KundInnenzufriedenheit ■ gesteigerte Attraktivität als Arbeitgeber ■ besseres Unternehmensimage ■ erhöhter Sensibilisierung für Arbeit und Gesundheit	■ Neuausrichtung des ArbeitnehmerInnenschutzes und des Gesundheitsschutzes ■ Vermeidung von Todesfällen

Quelle: eigene Darstellung in Anlehnung an AOK Bundesverband 2005a, b; Kriener et al. 2004; Badura und Hehlmann 2003

Es konnte nachgewiesen werden, dass sich BGF auch finanziell lohnt (vgl. Fritz 2006; Kriener et al. 2004). Bezüglich Kosteneffekte wird von einem Return of Investment (ROI) von 1:2,3 bis 1:10,1 ausgegangen. Das bedeutet: pro Euro, der für das BGF-Projekt ausgegeben wird, werden 2,3 bis 10,1 Euro eingespart (Kreis und Bödeker 2003: 33). Die Kostenersparnis wird v. a. durch die Senkung der Krankenstände und durch verringerte Abwesenheitszeiten erreicht.

3.11 BGF und ArbeitnehmerInnenschutz in Österreich

Das österreichische ArbeitnehmerInnenschutzgesetz (ASchG) regelt alle Vorschriften und Bestimmungen, die Gesundheit am Arbeitsplatz sicherstellen sollen (vgl. ASchG 2006). Das Gesetz legt dafür die Mindestanforderungen für Betriebe fest. Es geht vor allem um den Schutz der Beschäftigten vor Arbeitsunfällen, Berufskrankheiten und arbeitsbedingten Gesundheitsgefahren. Das ArbeitnehmerInnenschutzgesetz hat wesentlich dazu beigetragen, dass viele chemisch-physikalische und ergonomische Gefahren und Belastungen reduziert werden konnten und auch die Zahl der Arbeitsunfälle in den letzten Jahren zurückgegangen ist.

BGF hingegen ist eine freiwillige Leistung des Betriebs ohne gesetzliche Vorgaben. BGF ergänzt den medizinischen und sicherheitstechnischen Zugang des ArbeitnehmerInnenschutzgesetzes um ein ganzheitliches Gesundheitsverständnis und lenkt das Augenmerk auf die positive Beeinflussung des gesundheitlichen Wohlbefindens (Abb. 11, siehe nächste Seite).

Gerade in einem Arbeitsbereich wie der mobilen Pflege und Betreuung stößt der ArbeitnehmerInnenschutz oft an seine Grenzen. So stellen sich aufgrund der Tätigkeit in den Privatwohnungen der KlientInnen z. B. für die Sicherheitsfachkräfte Probleme. Eine systematische Erfassung und Beurteilung der Gefahren in den Wohnungen (z. B. lose Kabeln, Rutschgefahren, mangelhafte Elektrogeräte, unbefestigte Stufen, zu niedrige Betten, Zugluft) ist nur bedingt möglich und eine Veränderung der Gegebenheiten nur mit Zustimmung der KlientInnen möglich. Für Sicherheitsfachkräfte schwierig bis gar nicht zu erfassen sind auch Gefahren, die sich bei der Fahrtätigkeit der mobilen Pflege- und Betreuungskräfte mit öffentlichen Verkehrsmitteln oder Autos stellen. Ideen für eine Veränderung dieser Situationen sind oft im Bereich des persönlichen Verhaltens der MitarbeiterInnen angesiedelt, weil die äußeren Bedingungen als nicht beeinflussbar gelten. ArbeitsmedizinerInnen ihrerseits konzentrieren sich vorwiegend auf bereits feststellbare

Abb. 11 ArbeitnehmerInnenschutz und BGF

	Traditioneller Arbeitsschutz	**Betriebliche Gesundheitsförderung**
Ziele	■ Einhaltung von Vorschriften ■ Vermeidung von Arbeitsunfällen (Gefahrverhütung, Regelung des Einsatzes von gefährlichen Maschinen und Werkzeugen, Umgang mit Chemikalien etc.)	■ Verminderung psychosozialer Belastungen ■ Verbesserung von Motivation, Arbeitszufriedenheit, Identifikation mit dem Betrieb und der Arbeit, etc.
Grundverständnis	pathogentisch	salutogenetisch
Perspektive	Schutzperspektive, Prävention	Entwicklungsperspektive, Gesundheitsförderung
Beweggründe	verpflichtend	freiwillig
Zugang	■ ExpertInnen-orientiert ■ hauptsächlich medizinisch und sicherheitstechnisch	■ partizipativ orientiert ■ interdisziplinär, arbeitspsychologisch, organisationsentwickelnd

Quelle: eigene Darstellung in Anlehnung an Ulich und Wülser 2004

gesundheitliche Auswirkungen von ungünstigen Arbeitsbedingungen und noch nicht ausreichend auf die Beurteilung von Arbeitsbedingungen, *bevor* sie zu Gesundheitsschäden führen (vgl. Elsigan und Ritter 2006).

Die derzeitigen Mindestanforderungen des ArbeitnehmerInnenschutzes reichen – v. a. auch angesichts steigender psychosozialer Belastungen – nicht mehr aus, um die Gesundheit am „Arbeitsplatz" mobile Pflege und Betreuung umfassend sicherzustellen. BGF kann aufgrund ihres ganzheitlichen und salutogenetischen Zugangs den gesetzlichen ArbeitnehmerInnenschutz hier sinnvoll ergänzen. Auch eine Weiterentwicklung der Arbeit der Präventivdienste ist notwendig, und zwar sowohl in der Theorie als auch in der betrieblichen Praxis (ebd.). Im Rahmen von BGF-Projekten kann ein abgestimmtes Vorgehen zwischen ArbeitnehmerInnenschutz-ExpertInnen und BGF-AkteurInnen die Potenziale beider Zugänge nutzen.

Kurz gefragt

Wie lange dauert ein BGF-Projekt?

Ein BGF-Projekt kann unterschiedlich breit angelegt sein (z. B. einzelne Abteilungen, spezielle MitarbeiterInnen-Gruppen). Daraus ergibt sich auch der zeitliche Rahmen. Als Mindestdauer gilt ein Jahr.

Was ist für umfassende BGF-Projekte charakteristisch?

Umfassende BGF-Projekte zeichnen sich aus durch das Commitment des Managements, den zyklischen Ablauf, die Einbeziehung der MitarbeiterInnen, die Integration in betriebliche Strukturen, das systematische Vorgehen und den ganzheitlichen Ansatz von Verhaltens- und Verhältnisorientierung.

Was kostet uns ein BGF-Projekt?

Die Kosten hängen von der Größe, der Dauer und den formulierten Zielen ab. Im Wesentlichen sind es Kosten für Personal, Maßnahmen und externe Beratungsleistungen. Ein schrittweises Vorgehen garantiert, dass die Kosten überschaubar bleiben. Kleine Interventionen haben oft eine große Wirkung.

Was bringt uns ein BGF-Projekt?

Umfassende BGF fördert die Gesundheit, Motivation und Arbeitszufriedenheit der MitarbeiterInnen. Sie verbessert damit auch die Leistungsfähigkeit der Organisation.

Ist BGF bei uns machbar?

BGF ist prinzipiell in jeder Organisation möglich. Vorausgesetzt, die spezifischen Bedingungen des Betriebs werden in Planung und Umsetzung berücksichtigt. Externe Unterstützung kann hilfreich sein.

Kapitel 4

Strategien für eine nachhaltige BGF in Pflege- und Sozialdiensten

Die spezifischen Bedingungen in Pflege- und Sozialdiensten (siehe Kap. 1) machen auch spezifische Ansätze und Strategien in der Planung und Umsetzung von BGF erforderlich. Nachfolgend werden die wichtigsten Strategien dargestellt, deren Berücksichtigung den BGF-Prozess nachhaltig unterstützt (Abb. 12).

Abb. 12 BGF-Strategien für Pflege- und Sozialdienste

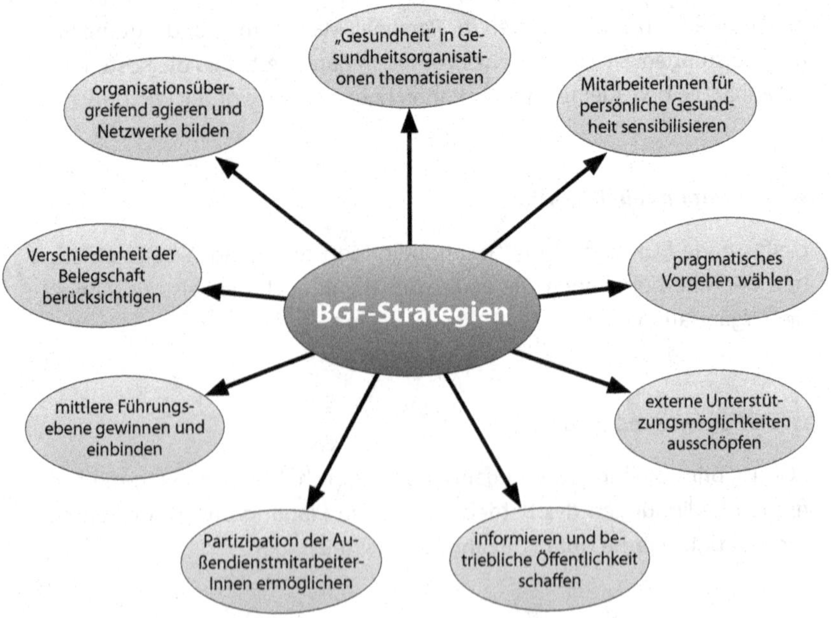

Quelle: eigene Darstellung

4.1 „Gesundheit" in Gesundheitsorganisationen thematisieren

Gesundheitsorganisationen, wie es beispielsweise Pflege- und Sozialdienste sind, haben das Wohlbefinden und die Gesundheit der KlientInnen bzw. KundInnen zum Ziel. Die Aufgaben in der Organisation sind an diesem Ziel orientiert. Demgegenüber hat die Gesundheit der MitarbeiterInnen oft weniger Bedeutung, d. h. ein Ort professioneller Sorge um die Gesundheit anderer Menschen ist nicht unbedingt ein Ort für die Gesundheit der MitarbeiterInnen. Die Schaffung eines „betrieblichen Gesundheitsbewusstseins" ist daher eine zentrale Strategie im Zusammenhang mit BGF.

Die Einführung des Themas „Gesundheit" ist erschwert durch:
- hohe Gesundheitsorientierung nach außen
- geringe Gesundheitsorientierung nach innen

Lösungen, wie „Gesundheit" in Gesundheitsorganisationen thematisiert werden kann:
- den Beitrag der BGF zur Zielerreichung der Organisation transparent machen
- Verankerung von BGF in Strukturen und Prozessen (z. B. die Zuständigkeit für das Thema „Gesundheit" verankern)
- interne Öffentlichkeitsarbeit

Möglichkeiten der Thematisierung von „Gesundheit":
- Sensibilisierungstrainings für Leitungskräfte
- Workshop „Organisationskultur"
- Integration von BGF in Leitbild und Managementsysteme der Organisation
- Erstellung eines Budgets für BGF
- Maßnahmen der Öffentlichkeitsarbeit (z. B. MitarbeiterInnen-Zeitung)

4.2 MitarbeiterInnen für persönliche Gesundheit sensibilisieren

Pflege- und Betreuungskräfte weisen in der Regel eine stark im beruflichen Selbstverständnis verankerte Orientierung am Wohlergehen der KundInnen bzw. KlientInnen auf. Sich in der täglichen Pflege- und Betreuungsarbeit um die eigene Gesundheit zu kümmern, ist oft (noch) nicht Teil der Berufsrolle.[15] Dies hat zur

[15] Für die Berufsgruppe der Pflegefachkräfte existiert vom International Council of Nurses (ICN) ein „Ethikkodex für Pflegende". Dieser besagt u. a., dass Pflegende auf ihre eigene Gesundheit achten, um ihre Fähigkeit zur Berufsausübung zu erhalten und sie nicht zu beeinträchtigen. (www.icn.ch; 9. 3. 2007)

Folge, dass Pflege- und Betreuungskräfte wenig Augenmerk auf ihre persönliche Gesundheit legen und Belastungssituationen nicht oder zu spät wahrnehmen. Zum anderen existieren aber auch Mechanismen und Bilder, die ein Annehmen der Unterstützung von außen erschweren. Dazu gehört v. a. das Bild der „starken Einzelkämpferin", die alle Probleme im Alleingang schafft und keine Hilfe nötig hat. Dieses Bild hält eine Dynamik in Gang, durch die das Ansprechen von Problemen auch bei hoher psychischer Belastung als Schwäche und berufliches Defizit angesehen wird (vgl. Krenn und Papouschek 2003).

Sensibilisierung ist erschwert durch:

- Existenz des Bildes der „EinzelkämpferInnen"
- Belastungssituationen werden häufig innerbetrieblich nicht thematisiert (Mangel an Gelegenheiten, Kultur)
- kaum Strukturen, die Entlastung ermöglichen (z. B. Supervision)
- Tendenz zur beruflichen Verausgabung und Überlastung

Lösungen, wie MitarbeiterInnen für die persönliche Gesundheit sensibilisiert werden können:

- Mythos der „EinzelkämpferInnen" aufbrechen
- Zusammenhang zwischen Gesundheit und Arbeitssituation aufzeigen und thematisieren
- Gelegenheiten schaffen, um Gesundheitsbelastungen offen zur Sprache bringen zu können
- Kommunikationsblockaden durch vertrauensvolles Gesprächsklima lösen
- individuelle und organisationale Gesundheitsressourcen aufzeigen (z. B. über bestehende Unterstützungsmöglichkeiten laufend informieren)
- Integration von (persönlicher) Gesundheitsförderung in Aus-, Fort- und Weiterbildung

Mögliche Schritte der Sensibilisierung:

- Thematisierung in Teambesprechungen
- Arbeit in Gesundheitszirkeln (siehe Kap. 5. 4.)
- Sensibilisierungsworkshops (z. B. Kreativmethoden)

4.3 Pragmatisches Vorgehen wählen

In Arbeitsfeldern mit hohen Anforderungen und Belastungen sind die Problemstellungen und Ansatzpunkte im Rahmen eines BGF-Projekts in der Regel sehr komplex. Um das Vorhaben dennoch zielorientiert, wirksam und zweckmäßig durchzuführen, empfiehlt sich eine schrittweise und pragmatische Vorgangsweise, die sich an bewährten Methoden und Instrumenten orientiert. Ein pragmatisches Vorgehen im BGF-Prozess erleichtert Entscheidungsfindungen, schont die Ressourcen (Zeit, Geld, Personal), entlastet die Beteiligten und ermöglicht es, den „roten Faden" in der BGF-Umsetzung nicht zu verlieren.

Ein pragmatisches Vorgehen könnte erschwert werden durch:
- Anspruch, „alles" bearbeiten zu wollen
- zu hohe Erwartungen
- unrealistische Zielsetzung
- fehlende Projekterfahrung
- fehlende externe Beratung

Lösungen, wie BGF-Projekte pragmatisch durchgeführt werden können:
- Erwartungen der Beteiligten klären
- konkrete Zielsetzungen formulieren
- Schwerpunkte setzen
- klare Entscheidungen treffen, kommunizieren und dokumentieren
- externe Projektberatung und -begleitung (ev. punktuell) in Anspruch nehmen

Möglichkeiten, pragmatisch vorzugehen:
- Projektmanagement-Methoden einsetzen (siehe Kap. 5. 1.)
- Schwerpunkte bei der Analyse, Maßnahmenplanung, Umsetzung und Evaluation setzen
- Subprojekte definieren
- Erfahrungen anderer einbeziehen

4.4 Externe Unterstützungsmöglichkeiten ausschöpfen

Viele Pflege- und Sozialdienste stehen unter hohem wirtschaftlichen Druck und haben nur geringe finanzielle, personelle oder zeitliche Spielräume, BGF durchzuführen. Externe Möglichkeiten der finanziellen und fachlichen Unterstützung gewinnen unter diesen Voraussetzungen besondere Bedeutung. Bereits in der Vorprojektphase sollten die notwendigen fachlichen und finanziellen Ressourcen sichergestellt werden.

Externe Unterstützungsmöglichkeiten auszuschöpfen könnte erschwert sein durch:
- geringes Wissen über (finanzielle) Fördermöglichkeiten
- geringe (interne) Ressourcen für Förderantragstellung
- geringe Kenntnis über fachliche (interne und externe) Ressourcen
- fehlende breit angelegte, überbetriebliche Anreizsysteme

Möglichkeiten der Unterstützung (siehe Kap. 7):

- Fonds Gesundes Österreich (finanzielle Förderung, ExpertInnen-Pool)
- Sozialversicherungsträger (finanzielle Förderung, Beratung, Begleitung)
- Österreichische Kontaktstelle für Betriebliche Gesundheitsförderung (Informationsveranstaltungen, ExpertInnen-Pool)

4.5 Informieren und betriebliche Öffentlichkeit schaffen

Interne Öffentlichkeitsarbeit ist ein wichtiger Erfolgsfaktor von BGF-Projekten. Durch sie wird der BGF-Prozess für alle transparent und nachvollziehbar, wodurch wiederum Akzeptanz und Beteiligung erhöht werden können. Je größer die Organisation ist, desto systematischer muss die Öffentlichkeitsarbeit für BGF erfolgen. Ist betriebliche Öffentlichkeit für das Thema geschaffen, wird auch die Nachhaltigkeit des Prozesses erhöht. In Pflege- und Sozialdiensten mit vielen AußendienstmitarbeiterInnen und wenig Kommunikationsmöglichkeiten muss besonderes Augenmerk darauf gelegt werden, eine ausreichende Information aller zu gewährleisten.

Betriebliche Öffentlichkeit für BGF zu schaffen ist erschwert durch:

- Außendienst und Einzelarbeit
- selten stattfindende Teambesprechungen
- wenig Austauschmöglichkeiten
- Zeitmangel
- schwach ausgeprägte Nutzung von Kommunikationstechnologien (z. B. Diensthandys, Intranet, E-Mail)

Lösungen, wie alle MitarbeiterInnen durch betriebliche Öffentlichkeitsarbeit erreicht werden können:

- vorhandene Medien der internen Öffentlichkeitsarbeit nutzen
- bestehende Kommunikationskanäle nutzen
- neue Kommunikationsmöglichkeiten schaffen
- Schlüsselpersonen (z. B. TeamleiterInnen, BetriebsrätInnen, Präventivkräfte) als MultiplikatorInnen gewinnen
- persönliche Kontakte zur Zielgruppe pflegen (aktives, aufsuchendes Vorgehen)
- informelle Gelegenheiten zum Gespräch über BGF nutzen

Möglichkeiten der betrieblichen Öffentlichkeitsarbeit:

- Teambesprechungen
- diverse Gremien und Sitzungen
- Betriebsversammlungen
- Präsentationen
- Informationsaushänge
- MitarbeiterInnen-Zeitung (ev. Projektzeitung)
- Infobroschüren
- Verbreitung von Zwischenergebnissen (z. B. Gesundheitsbericht, Abschlussbericht)
- (soweit möglich) Nutzung von elektronischen Medien (Intranet, SMS, E-Mail)

4.6 Partizipationder A ußendienstmitarbeiterInnen ermöglichen

BGF ist ein partizipativ angelegter Prozess, d. h. den Erfahrungen und Einschätzungen der MitarbeiterInnen sowie ihren Möglichkeiten, diese einzubringen, kommt eine zentrale Bedeutung zu. Um den Pflege- und Betreuungskräften im Außendienst tatsächlich Möglichkeiten der Beteiligung an Projektaktivitäten anzubieten, ist ein entsprechend zielgruppengerechtes Vorgehen erforderlich. Gelingt dies nicht, kann sich das auf jede Phase des BGF-Projektes negativ auswirken (z. B. geringe Teilnahme an MitarbeiterInnenbefragung, wenig Motivation zur Teilnahme an Gesundheitszirkeln oder Workshops, fehlende Akzeptanz von Maßnahmen).

Die Einbeziehung der AußendienstmitarbeiterInnen ist erschwert durch:

- Unwägbarkeit der Einsätze (z. B. Dienstplanänderungen, Verzögerungen bei den Einsätzen)
- Doppel- und Mehrfachbelastungen (z. B. familiäre Verpflichtungen)
- knappe Zeitressourcen

Lösungen, wie Pflege- und Betreuungskräfte am BGF-Projekt teilnehmen können:

- Teilnahme in der Arbeitszeit ermöglichen
- Integration von BGF-Aktivitäten in bestehende Strukturen und Abläufe (z. B. Abrechnungszeiten)
- Partizipationskultur weiterentwickeln
- Feedback-Schleifen in Maßnahmenumsetzung einplanen
- Teilnahme an Evaluationsaktivitäten ermöglichen

Möglichkeiten der Partizipation:

- Befragungen
- Gesundheitszirkel
- Projekt- bzw. Arbeitsgruppen
- Workshops
- Gesundheitsangebote

4.7 MittlereF ührungsebeneg ewinnen und einbinden

In den Strukturen mobiler Pflege- und Sozialdienste nehmen die Team- bzw. EinsatzleiterInnen eine wichtige Position ein: Sie sind Bindeglied zwischen oberer Managementebene und AußendienstmitarbeiterInnen, Schnittstelle zwischen Organisation und öffentlichem Auftraggeber sowie zu KlientInnen und Angehörigen. TeamleiterInnen sind auch wichtige Schlüsselpersonen bei der Durchführung eines BGF-Projektes. Ihr Engagement und ihre Unterstützung für die Sache kann darüber entscheiden, wie und in welchem Ausmaß die AußendienstmitarbeiterInnen mit Projektaktivitäten erreicht werden können. Nicht zuletzt sind sie aufgrund der spezifischen Anforderungen und Belastungen auch Zielgruppe für Maßnahmen der BGF.

Die Einbeziehung der TeamleiterInnen wird erschwert durch:

- knappe Zeitressourcen
- Fokus auf dem Tagesgeschäft

Lösungen, wie mittleres Management in den BGF-Prozess eingebunden werden kann:

- Team- und EinsatzleiterInnen als MultiplikatorInnen gewinnen
- Team- und EinsatzleiterInnen als Zielgruppe ansprechen
- Sensibilisierung für das Thema „Gesundheit" ermöglichen
- ihr Erfahrungswissen in die Projektplanung einfließen lassen

Möglichkeiten der Einbindung:

- ExpertInnen-Interviews
- Gesundheitszirkel
- Sensibilisierungstrainings
- spezifische BGF-Maßnahmen für Team- bzw. EinsatzleiterInnen

4.8 Gender und Diversity: Die Verschiedenheit der Belegschaft berücksichtigen

Die Belegschaft in einem Pflege- und Sozialdienst ist keine einheitliche und sozial homogene Gruppe. Die MitarbeiterInnen sind in vielerlei Hinsicht unterschiedlich, so z. B. hinsichtlich Alter, Geschlecht, ethnischer Herkunft, Familienstand, Ausbildung, Berufsgruppenzugehörigkeit, Einkommen und Status.[16] Wird diese Verschiedenheit (Diversity) als Potenzial wahrgenommen und gezielt gefördert (Managing Diversity[17]), kann dies zu einem wesentlichen Erfolgsfaktor für eine Organisation werden. Sie kann ihre jeweilige Kernaufgabe besser und nachhaltiger wahrnehmen, als dies ohne Diversity Management geschieht (Stuber 2004: 78). Wird beispielsweise das Potenzial von Pflegekräften mit Migrationshintergrund für die Pflege und Betreuung von MigrantInnen erkannt und wertgeschätzt, kann dies nicht nur zu einer verbesserten Betreuungsqualität sondern auch zu einer Ausweitung des KundInnenkreises führen. Auch die Qualität und Wirksamkeit von BGF wird durch die gezielte Förderung von Vielfalt erhöht.

Die Verschiedenheit der Belegschaft im Rahmen von BGF gezielt einzubeziehen, heißt zunächst, die Zielgruppe(n) genau zu definieren und die unterschiedlichen Arbeitssituationen der MitarbeiterInnen (und damit ihre spezifischen gesundheitlichen Belastungen und Ressourcen) zu erkennen und zu berücksichtigen (vgl. Altgeld et al. 2006). Nur so können die MitarbeiterInnen mit BGF-Maßnahmen optimal, d. h. entsprechend ihrem Bedarf erreicht werden. Zum anderen kann die Nutzung der Sichtweisen von unterschiedlichen Menschen in der Organisation den BGF-Prozess selbst optimieren.

Die Berücksichtigung von Diversity könnte erschwert sein durch:

- die Annnahme, dass Alter, Geschlecht, Bedingungen der Berufsgruppen usw. für Gesundheitsförderungsmaßnahmen keine Rolle spielen
- die Annahme, dass die Geschlechterperspektive in einer Branche mit hohem Frauenanteil kein Thema sein muss
- vorgefasste Annahmen darüber, welche Gesundheitsrisiken in der Organisation bestehen und wer betroffen ist

---

[16] In Österreich regelt das „Bundesgesetz über die Gleichbehandlung" (BGBl. I Nr. 66/2004, in der Fassung BGBl. I Nr. 82/2005) sowohl die Gleichbehandlung von Männern und Frauen in der Arbeitswelt als auch die Gleichbehandlung in der Arbeitswelt ohne Unterschied der ethnischen Zugehörigkeit, der Religion oder Weltanschauung, des Alters oder der sexuellen Orientierung (Antidiskriminierung). Dieses Gesetz liefert den Organisationen und Unternehmen einen Rahmen, Diversity umzusetzen.

[17] Stuber (2004: 5) beschreibt Managing Diversity als „Managementansatz, dessen Kern die positive Berücksichtigung von Unterschieden zwischen Menschen darstellt. Dies umfasst ein: bewusstes (An-)Erkennen von Unterschieden, umfassendes Wertschätzen von Individualität, proaktives (Aus-)Nutzen der Potenziale von Unterschiedlichkeit, gezieltes Fördern von Vielfalt und Offenheit".

- fehlende betriebliche Daten zur Verschiedenheit der Belegschaft
- Fehlinterpretationen erhobener Daten
- Problematik der Sicherung der Anonymität (z. B. bei Fragebogenerhebung)

Lösungen, wie Diversity im Rahmen von BGF berücksichtigt werden kann:

- Sensibilisierung, d. h. bereits in der Projektplanung Bewusstsein und positive Einstellung (z. B. zur Geschlechter- oder Altersthematik) bei den Beteiligten fördern
- ausgewogene Zusammensetzung von Steuerungsgruppen, Projektgruppen, externen Beratungs- und Moderationsteams usw.
- die Sichtweisen und Anregungen aller MitarbeiterInnen-Gruppen in Analyse, Planung, Umsetzung und Evaluation einholen und daran arbeiten, dass sie miteinander ins Gespräch kommen, einander verstehen lernen und Lösungen finden (z. B. Gesundheitszirkel)
- die Beteiligungschancen aller erhöhen, d. h., nicht nur die leicht erreichbaren MitarbeiterInnen ansprechen, sondern Möglichkeiten und Voraussetzungen schaffen, damit sich alle – insbesondere jene, die für die Gesundheitsthematik weniger aufgeschlossen sind – einbringen können
- differenzierte Analysemethoden anwenden (z. B. nach Alter, Geschlecht, Berufsgruppen, Betreuungspflichten) und sorgfältige Interpretation der Ergebnisse
- Zielgruppe(n) für BGF-Maßnahmen klar definieren
- die unterschiedlichen Gesundheitskulturen der MitarbeiterInnen-Gruppen erkennen und berücksichtigen

Die Einbeziehung der Verschiedenheit der Belegschaft in Prozesse der BGF ist im ersten Schritt v. a. eine Frage der Wahrnehmung. Diversity ist ein komplexer Ansatz und durchaus eine Herausforderung für das Selbstverständnis der Projektbeteiligten und die Organisation als solche. Es ist nicht unbedingt sinnvoll, im Rahmen eines BGF-Projekts eine Vielzahl von „Verschiedenheiten" zugleich und mit gleicher Intensität zu bearbeiten. Es sollten je nach betrieblichen Gegebenheiten Prioritäten gesetzt werden.

4.9 Organisationsübergreifenda gieren und Netzwerke bilden

BGF-Projekte sind immer im Zusammenhang der Entwicklungen der entsprechenden Branche zu sehen. Im Bereich der mobilen Pflege und Betreuung greifen die Möglichkeiten der Gestaltung gesundheitsförderlicher Arbeitsbedingungen und die überbetrieblichen Rahmenbedingungen besonders stark ineinander. Je besser beide Seiten berücksichtigt werden, umso dauerhafter wird der BGF-Erfolg sein und umso höher sind die Realisierungschancen gesundheitsgerechter Arbeitsgestaltung in den Einrichtungen selbst. Zwar sind die Möglichkeiten der Einflussnahme auf politische und gesellschaftliche Rahmenbedingungen begrenzt, dennoch haben Pflege- und Sozialdienste auch hier Möglichkeiten, aktiv zu werden. So empfiehlt sich in einem ersten Schritt die Vernetzung mit anderen Pflege- und Sozialdiensten, die bereits Erfahrungen mit BGF gemacht haben.

Die Vernetzung könnte erschwert sein durch:

- fehlende überbetriebliche Anreizsysteme
- knappe Zeitressourcen der Führungskräfte
- Zunahme der Komplexität
- Konkurrenzsituationen

Mögliche Formen der Vernetzung:

- Erfahrungs- und Know-how-Austausch
- branchenspezifische Wissensplattform
- gemeinsame Trägerschaft eines BGF-Projektes
- gemeinsame Entwicklung von Maßnahmen und Methoden
- Mitarbeit bei der branchenbezogenen Verbreitung von BGF

Kapitel 5

Betriebliche Gesundheitsförderung praktisch umsetzen

In diesem Kapitel werden zunächst hilfreiche Methoden und Instrumente des BGF-Projektmanagements vorgestellt. Danach wird Schritt für Schritt durch die verschiedenen Phasen eines BGF-Projekts geleitet. Die Darstellung folgt im Wesentlichen den Kernprozessen Ist-Analyse, Planung. Intervention/Umsetzung und Evaluation. Die Vorprojektphase ist dem eigentlichen BGF-Prozess zeitlich vorgeschaltet (Abb. 13).

Abb. 13 Vorprojektphase und Kernprozesse

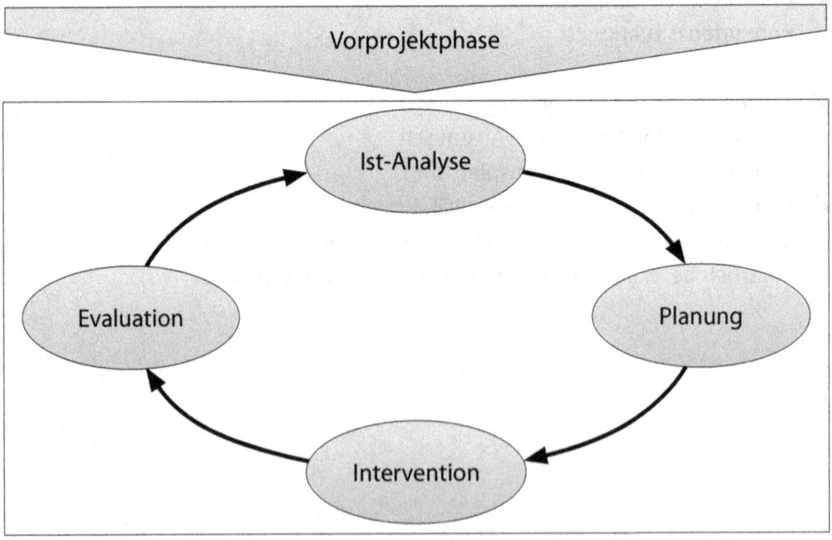

Quelle: eigene Darstellung in Anlehnung an Walter 2003

Die Beschreibung der Vorgehensweise mündet am Übergang von einem Kernprozess in den nächsten in Reflexionsfragen zu den vier Leitlinien *Partizipation, Integration, Projektmanagement* und *Ganzheitlichkeit.* Die Fragen dienen der Überprüfung, ob und wie die wichtigsten Leitlinien der BGF berücksichtigt wurden. Weiters werden – basierend auf eigenen Projekterfahrungen – Tipps für die einzelnen Phasen gegeben. Diese „Anleitung" zur praktischen Umsetzung von BGF soll als Vorschlag für eine Vorgehensweise dienen, die entsprechend der konkreten betrieblichen Bedingungen angepasst werden muss. So spielt z. B. in der BGF-Durchführung die Größe der Organisation eine wichtige Rolle. Kleine und mittlere Betriebe brauchen dann andere Projektstrukturen als Großbetriebe (vgl. z. B. Österreichische Kontaktstelle für betriebliche Gesundheitsförderung 2006; Meggeneder et al. 2005; Ducki 1998a).

5.1 Projektmanagement: Auftrag, Rollen, Methoden und Instrumente

Projekte sind eine bewährte Form für die Umsetzung bzw. Einführung von BGF. Das hat sich in vielen Betrieben bestätigt und kann auch für Pflege- und Sozialeinrichtungen empfohlen werden. Zu berücksichtigen sind natürlich auch hier die konkreten Bedingungen in der Organisation, z. B. die Kultur, die Erfahrungen im Projektmanagement und die vorhandenen Kompetenzen der betrieblichen AkteurInnen. Projekte ermöglichen es prinzipiell, neue, komplexe und bereichsübergreifende Aufgaben aufzugreifen, die im Routinebetrieb meist nicht bearbeitet werden können (vgl. Grossmann 1993). Kennzeichnend für ein Projekt ist, dass es

- zeitlich begrenzt ist,
- ein klar definiertes Ziel hat,
- begrenzte und klar definierte Ressourcen zur Verfügung hat,
- ein gewisses Risiko des Scheiterns in sich birgt und
- in Teamarbeit durchgeführt wird.

Projektmanagement bezieht sich auf die Art und Weise der Durchführung von Projekten. Projekte können nicht auf vorhandene Organisationsstrukturen zurückgreifen, sie müssen sich selbst strukturieren und ihren Prozess selbst managen. Projektmanagement umfasst spezielle Methoden und Instrumente zur systematischen Planung, Steuerung und Kontrolle von Projekten (Münch 2003: 191). Professionelles Projektmanagement stellt sicher, dass Projektziele, Termine und Kosten in Einklang gebracht werden und die Komplexität eines Projekts bearbeitbar wird. Projekte haben aber nicht nur eine sachliche Dimension, sondern auch eine soziale Dimension: sie haben es immer mit Menschen, Gruppen und Organisationen zu tun.

Nachfolgend werden einige grundlegende Aspekte und Methoden des Projektmanagements vorgestellt, deren Einsatz auch in BGF-Projekten sehr hilfreich ist. Die dargestellten Methoden gewährleisten eine effiziente und zielorientierte Gestaltung des BGF-Prozesses und können je nach Bedarf erweitert und adaptiert werden. Eine systematische Einführung in Projektmanagement kann an dieser Stelle nicht geleistet werden. Dazu wird auf die Publikation von z. B. Gareis (2004) verwiesen, die auch im Wesentlichen der folgenden Darstellung zugrunde liegt.

Der Auftrag in einem BGF-Projekt

Der Projektauftrag ist die Arbeitsgrundlage des BGF-Projektes und sollte schriftlich vorliegen. Er definiert den groben Rahmen und legitimiert die Arbeit der Projektleitung und (sofern vorhanden) des Projektteams. Ein Projektauftrag beinhaltet folgende Aspekte:

- welchen Nutzen das Projekt bringen soll
- welches Ziel erreicht werden soll
- welche Aufgaben im Projekt bearbeitet werden und welche nicht
- wer im Projekt beteiligt sein soll
- welche Ressourcen bereitgestellt werden
- wie lange das Projekt dauern soll
- welche Kompetenzen der Projektleitung erteilt werden
- wie der Kommunikationsfluss geregelt wird

Der Prozess der Auftragsformulierung bietet die Möglichkeit, die Erwartungen und Wünsche des Auftraggebers mit jenen des Projektteams vor Projektstart abzustimmen. Der Projektauftrag wird häufig von der Projektleitung bzw. dem Projektteam formuliert und dem Auftraggeber zur Unterzeichnung vorgelegt. Wichtig ist, sich für die Formulierung des Auftrags genügend Zeit zu nehmen. Bei einer allzu oberflächlichen Handhabung sind Missverständnisse und Konflikte zwischen Auftraggeber und Projektteam im späteren Verlauf vorprogrammiert. Auf Basis des Projektauftrags kann das BGF-Projekt im Detail geplant und umgesetzt werden.

Die Rollen in einem BGF-Projekt

AuftraggeberIn

Über den Auftraggeber/die Auftraggeberin erfolgt die Integration des BGF-Projekts in der Organisation. Wird diese Rolle aktiv erfüllt, trägt dies wesentlich zum Projekterfolg bei.

Aufgaben des Auftraggebers/der Auftraggeberin sind:
- beauftragt das Projektteam
- erteilt der Projektleitung entsprechende Entscheidungskompetenzen
- stellt Kontextinformationen zur Verfügung
- trifft strategische Entscheidungen
- übernimmt Aufgaben der Öffentlichkeitsarbeit
- gibt dem Projektteam Feedback zu den erzielten (Zwischen-)Ergebnissen
- nimmt das Projekt zu Projektende ab

Anforderungen:
- Kenntnisse der Organisation
- strategische Orientierung
- Entscheidungskompetenzen
- Projektmanagement-Kompetenz

Projektleitung

Die Projektleitung ist Mitglied des Projektteams und für das Projektmanagement, d. h. die Planung, Steuerung und das Controlling des Projekts, zuständig. Für den Projekterfolg ist die Projektleitung gemeinsam mit den Projektteammitgliedern verantwortlich. Damit die Projektleitung ihre Aufgaben entsprechend wahrnehmen kann, ist – je nach Größe des BGF-Projekts – eine Freistellung für zumindest einige Stunden pro Woche zu empfehlen.

Aufgaben der Projektleitung sind:
- verantwortet Projektplanung und -umsetzung
- definiert und kontrolliert Ziele und Aufgaben
- kontrolliert Termine, Ressourcen und Qualität
- dokumentiert das Projekt
- gewährleistet eine adäquate Kommunikation im Projekt
- stellt die Verbindung zu Projektumwelten her

- sorgt für Projektmarketing
- schätzt Projektrisiken ein
- bewältigt Konflikte und Störungen

Anforderungen:
- Projektmanagement-Kompetenz
- inhaltliche Kompetenz
- Führungskompetenzen
- soziale und kommunikative Kompetenz
- Kenntnisse der Organisation
- Engagement
- Belastbarkeit
- Akzeptanz in der Organisation

ProjektmitarbeiterInnen

Sofern es die vorhandenen personellen Ressourcen zulassen, kann die Einrichtung eines Projektteams sehr sinnvoll sein. Dies kann entweder über den gesamten Projektzeitraum oder zeitlich begrenzt für bestimmte Phasen und Aufgaben erfolgen. Zu klären wäre auch hier, inwieweit die ProjektmitarbeiterInnen zu einem vereinbarten Rahmen freigestellt werden können und wer ihre bisherigen Aufgaben übernehmen kann. Wichtig ist auch, zu überlegen, wer die administrativen Aufgaben im BGF-Projekt übernehmen kann. Die Auswahl der ProjektmitarbeiterInnen sollte im Hinblick auf die Anforderungen im Projekt erfolgen und orientiert sich an der fachlichen Qualifikation, der Motivation und der Verfügbarkeit.

Aufgaben der ProjektmitarbeiterInnen sind:
- bearbeiten inhaltliche Aufgaben
- berichten der Projektleitung regelmäßig über Arbeitsfortschritte

Anforderungen:
- Fachkompetenz
- soziale Kompetenzen
- ev. Projektmanagement-Kompetenz

Methoden und Instrumente des BGF-Projektmanagements

Projektumweltanalyse

Die Projektumweltanalyse hat den Zweck, das Projektumfeld bereits in der Vorprojektphase umfassend zu analysieren. Zu fragen wäre, u. a.: Wer ist von dem Projekt betroffen? Wer kann zum Gelingen oder Scheitern des Projekts beitragen? Auf diese Art und Weise kann das Projekt vernetzt in einem System von Gegebenheiten, Personen, Institutionen, anderen Projekten usw. betrachtet und wahrgenommen werden. Die vorausschauende Gestaltung der Umweltbeziehungen bildet einen Tätigkeitsschwerpunkt der Projektleitung.
Praktische Hilfe: *Projektmanagement-Tools „Projektumfeldanalyse" und „Projekt-Umfeld-Beziehungen" (siehe Kap. 7. 4.)*

Projektstrukturplan

Ein wichtiges Instrument in der Planungsphase eines BGF-Projekts ist der Projektstrukturplan. Er gibt einen Überblick über das Projekt und gliedert es in überschaubare Teilprojekte und Arbeitspakete. Der Projektstrukturplan bildet die Grundlage für die Planung von Terminen, Meilensteinen und Ressourcen.
Praktische Hilfe: *Projektmanagement-Tool „Projektstrukturplan"*

Projektphasenplan und Meilensteinplanung

Der Projektphasenplan stellt die zeitliche Abfolge des BGF-Projekts dar. Um Projekte besser kontrollierbar zu machen, empfiehlt sich dabei die Festlegung von Meilensteinen. Ein Meilenstein stellt ein wichtiges Projektereignis (z. B. Projektstart, Zwischenergebnis, Veranstaltung) dar, welches genau beschrieben und definiert ist. Durch Meilensteine werden oft einzelne Arbeitspakete oder Projektphasen abgeschlossen. Es ist in der Regel sinnvoll, pro Projekt fünf bis sieben Meilensteine festzulegen. Projektstart und Projektende stellen immer Meilensteine dar.
Praktische Hilfe: *Projektmanagement-Tool „Projektphasenplan"*

Projektkostenplanung

Die Kostenschätzung aus dem Projektauftrag dient als Grundlage für die detaillierte Kostenplanung eines BGF-Projektes. Die Kostenplanung enthält die Kalkulation für alle im Projekt anfallenden Kosten (Projektleitung und -team, MitarbeiterInneneinsatz, externe Prozessbegleitung, Evaluation, Maßnahmen, Öffentlichkeitsarbeit usw.). Die Kostenplanung (inkl. der zu Grunde gelegten Annahmen) sollte auf jeden Fall dokumentiert werden, damit sie auch später nachvollziehbar ist. Es empfiehlt sich, zur Schätzung der Kosten interne und/oder externe ExpertInnen beizuziehen.
Praktische Hilfe: *Projektmanagement-Tool „Projektkostenplan"*

Projektcontrolling

Ziel des Projektcontrollings ist, eventuelle Abweichungen zwischen Projektplanung und Projektverlauf frühzeitig zu erkennen bzw. bei bereits eingetretenen Abweichungen geeignete Gegenmaßnahmen einzuleiten. Je detaillierter das BGF-Projekt in der Vorprojektphase durchdacht wurde, desto einfacher ist das Projektcontrolling. Der Projektstatus kann regelmäßig mit den anfangs festgelegten Sach-, Kosten- und Terminzielen verglichen werden (Soll-Ist-Stand). Es ist wahrscheinlich, dass der Projektverlauf mit der anfänglichen Projektplanung nicht zur Gänze übereinstimmt. So können Abweichungen auftreten, die Auswirkungen auf das Projekt haben können (z. B. durch zu ungenaue Schätzungen, unvorhergesehene externe Einflüsse und Störungen). Werden die Abweichungen zu groß, muss der Projektplan adaptiert werden. Mögliche Folgen können sein, dass

- das geplante Projektziel adaptiert,
- die Personalressourcen erhöht,
- das Projektbudget erhöht,
- der Projektendtermin verschoben oder
- das Projekt abgebrochen werden muss.

Projektkommunikation

Um eine laufende Kommunikation sicherzustellen und eine effiziente Steuerung und Kontrolle des BGF-Projekts zu gewährleisten, eignen sich vor allem Berichte und Sitzungen. Dieser Informationsfluss ist notwendig, um bei eventuell auftretenden Problemen schnell geeignete Gegenmaßnahmen einleiten zu können. Es empfiehlt sich, dass die ProjektmitarbeiterInnen die Projektleitung in bestimmten Abständen über den Arbeitsfortschritt informieren. Nach Möglichkeit sollten dazu regelmäßige Teamsitzungen stattfinden. Um den Auftraggeber über den aktuellen Stand eines Projekts zu informieren, ist es notwendig, regelmäßig (mündlich oder schriftlich) über den Projektstand (Erfolge, veränderte Rahmenbedingungen, Schwierigkeiten) zu berichten. Der Zyklus dieser Berichte muss mit dem Auftraggeber vereinbart werden.
Praktische Hilfe: *Projektmanagement-Tool „Zwischenbericht"*

Projektdokumentation

Eine wichtige Aufgabe im BGF-Projekt ist die regelmäßige und systematische Dokumentation. Die Projektdokumentation umfasst alle Eckdaten des Projekts, Planungsunterlagen, Korrespondenz, Protokolle, Entscheidungen, Zwischenberichte sowie Projektergebnisse und -erfahrungen. Die Dokumentation dient als Grundlage für den Schlussbericht, der dem Auftraggeber/der Auftraggeberin vorgelegt werden sollte. Eine umfassende Projektdokumentation

- unterstützt die Projektbeteiligten bei der Umsetzung,
- ermöglicht die Nachvollziehbarkeit der Projektaktivitäten auch für Nicht-Beteiligte,
- ist eine wichtige Informationsgrundlage für die Evaluation und
- ist die Grundlage für Transfer von Projektergebnissen und -erfahrungen nach innen und außen.

5.2 Vorprojektphase

Die Vorprojektphase findet – wie der Name schon sagt – vor dem tatsächlichen Projekt statt und steht unter dem Motto „Von der Idee zum Projekt". Die Vorprojektphase dient zur Vorbereitung des BGF-Projekts und bezeichnet den zeitlichen Rahmen zwischen der Projektinitiierung und dem eigentlichen Projektstart. Um eine solide Basis für das BGF-Projekt zu schaffen, ist dieser Phase besondere Aufmerksamkeit zu widmen und eine systematische Herangehensweise erforderlich. In der Vorprojektphase werden Entscheidungen getroffen, die später Auswirkungen zeigen und den Projekterfolg maßgeblich beeinflussen. Fehler, die in dieser Phase gemacht werden, können später nur noch schwer oder gar nicht korrigiert werden. Je besser es bereits zu diesem Zeitpunkt gelingt, die betrieblichen AkteurInnen für das Thema zu gewinnen und dauerhafte Strukturen aufzubauen, desto wahrscheinlicher ist der Projekterfolg.

Die Aufgaben in dieser Phase sind:
Projekt initiieren
Ausgangssituation klären
Steuerungsgruppe einrichten
Fragen der Evaluation klären
Externe BGF-Beratung/Prozessbegleitung einbinden
Ziele definieren
Zeitrahmen, personelle Ressourcen und Kosten planen
Projekt entscheiden und Projektauftrag einholen
Projekt starten
Reflexion: Partizipation, Integration, Projektmanagement, Ganzheitlichkeit

Projekt initiieren

Die Initiative zur Durchführung eines BGF-Projektes kann von unterschiedlichen Seiten im Betrieb kommen (Führungskräfte, Personal- und Qualitätsverantwortliche, BetriebsrätInnen). Aber auch überbetriebliche Impulse sind möglich, z. B. durch ExpertInnen des ArbeitnehmerInnenschutzes, GesundheitsdienstleisterInnen oder Sozialversicherungsträger. Ungeachtet dessen, woher die Initiative für BGF kommt, herrscht in dieser Phase oft Skepsis und Unsicherheit: Ist das machbar? Bringt das überhaupt etwas? Was kommt da auf uns zu? Auch unterschiedliche Interessen verschiedener Gruppen können sichtbar werden. Zu Beginn und zur Annäherung an die Thematik sollten daher die Befürchtungen und die sich überschneidenden Interessen herausgearbeitet werden. Wichtig ist, sich auf die Anerkennung grundsätzlicher Zusammenhänge zwischen Arbeit und Gesundheit zu einigen und einen tragfähigen Konsens über die Zusammenarbeit in Sachen BGF zu finden. Erfahrungsgemäß ist es für die InitiatorInnen und den weiteren Prozess nützlich, sich frühzeitig passende, d. h. für die EntscheidungsträgerInnen im Betrieb relevante, Argumentationslinien zurechtzulegen (Argumentationshilfen siehe unten). Um Akzeptanz für das Vorhaben zu schaffen, ist hier manchmal Überzeugungsarbeit notwendig, die auch langen Atem erfordern kann. Ein guter Schritt zu diesem Zeitpunkt ist, jene Personen in der Organisation, die sich aktiv für das Thema BGF engagieren möchten, miteinander zu vernetzen, ein gemeinsames Begriffsverständnis sowie eine Zielperspektive zu entwickeln.

Gute Argumente für BGF in Pflege- und Sozialdiensten

- BGF verbessert die Gesundheit und Motivation der MitarbeiterInnen.
- BGF trägt so zu einer erhöhten Leistungsfähigkeit des Betriebs bei.
- BGF bringt nachweislich positive betriebswirtschaftliche Effekte.
- BGF trägt indirekt zu einer hohen Qualität in der Pflege und Betreuung bei.
- BGF fördert die Lernfähigkeit der Organisation.
- BGF erhöht die Attraktivität der Einrichtung für ihre (auch potenziellen) MitarbeiterInnen.
- BGF trägt durch ihren generationenübergreifenden Ansatz zu einer alter(n)sgerechten Arbeitsgestaltung bei.
- BGF bezieht MitarbeiterInnen und Führungskräfte mit ein und fördert die Kommunikation und das Sozialkapital.
- BGF ist keine „Symptombehandlung". Sie versucht, Belastungsursachen positiv zu beeinflussen.
- BGF ergänzt den gesetzlichen ArbeitnehmerInnenschutz auf sinnvolle Weise.

Ausgangssituation klären

Sind genügend Personen für die BGF-Idee gewonnen, geht es in einem nächsten Schritt darum, die betrieblichen Voraussetzungen zur Durchführung eines BGF-Projekts zu klären. An den konkreten Voraussetzungen orientiert sich der zeitliche Rahmen und die weitere Gestaltung des Projekts. Hilfreiche Fragen zur Klärung der Ausgangssituation sind:

- Was wird bei uns zum Thema Gesundheit bereits getan, worauf können wir zurückgreifen?
- Welche Erwartungen, Motive, Interessenlagen bestehen bei den Beteiligten? Wer will was wirklich?
- Was kann BGF für unsere Einrichtung leisten und was nicht?
- Wie werden die MitarbeiterInnen das BGF-Projekt aufnehmen? Welche Erwartungen verbinden sie vermutlich damit?
- Welche internen und externen Ressourcen stehen uns zur Verfügung?
- Welche Investitionen sind wir bereit, zu tätigen?
- Wer ist in die Entscheidungsfindung einzubeziehen?
- Wen müssen wir über das geplante BGF-Vorhaben informieren?
- Wer sollte noch beteiligt werden?
- Wer sind weitere Personen, die zum Gelingen des Projektes beitragen können?
- Welche Faktoren könnten das Projekt bremsen?

Steuerungsgruppe einrichten

Sind die betrieblichen Voraussetzungen für das BGF-Vorhaben geklärt, sollte bereits in der Vorprojektphase eine Steuerungsgruppe – ein zentrales Instrument in der BGF – eingerichtet werden. Die Steuerungsgruppe trifft alle wichtigen projektbezogenen Entscheidungen. Es ist daher darauf zu achten, dass die Steuerungsgruppe auch über die notwendigen Entscheidungskompetenzen verfügt. In der Steuerungsgruppe müssen – abhängig von den betrieblichen Gegebenheiten – vertreten sein:

- Geschäftsführung
- Führungskräfte
- BetriebsrätInnen
- Personalverantwortliche
- Präventivkräfte
- ev. Qualitätsbeauftragte
- ev. externe BGF-ExpertIn
- Projektleitung

Die Aufgaben der Steuerungsgruppe sind:

- Entscheidungsfindung in der Vorprojektphase
- Entscheidung über Form und Instrumente der Ist-Analyse
- Erstellung des Gesundheitsberichts
- Definition von Detailzielen und Zielgruppen
- Entscheidung über Maßnahmenplanung
- Erstellung des Maßnahmenplans
- Entscheidungen im Zuge der Maßnahmenumsetzung
- Überprüfung der Zielerreichung

Fragen der Evaluation klären

Es empfiehlt sich, bereits in der Vorprojektphase die Frage zu klären, wie das Projekt evaluiert werden soll. Hier bieten sich verschiedene Möglichkeiten an (Selbstevaluation, Fremdevaluation oder eine Kombination aus Selbst- und Fremdevaluation). Welche Form gewählt wird, hängt im Wesentlichen davon ab, welche Ziele mit der Evaluation erreicht werden sollen, welche personellen Ressourcen im Projekt bestehen und welche Mittel im Projektbudget dafür zur Verfügung gestellt werden (siehe auch Kap. 5. 6.). Im Falle einer externen Evaluation ist die frühzeitige Kontaktaufnahme (vor Projektstart) mit potenziellen EvaluatorInnen zu empfehlen. Einerseits um Fragen der Evaluation zu klären, andererseits um die Kosten realistisch zu planen und in der Kostenplanung zu berücksichtigen.

Externe BGF-Beratung/Prozessbegleitung einbinden

Gibt es in der Organisation noch kein Know-how zur BGF, ist die Beiziehung externer BGF-Beratung bereits in der Vorprojektphase sinnvoll. Darüber hinaus ist die Einbindung einer externen Prozessbegleitung über den gesamten Projektverlauf zu empfehlen (vgl. BAuA 2005b; Walter 2003). Externe BeraterInnen bzw. ProzessbegleiterInnen können in unterschiedlichen Phasen des BGF-Projekts unterstützend sein. Vorstellbar ist beispielsweise: Beratung in der Vorprojektphase, Moderation der Steuerungsgruppe, Durchführung/Moderation von Gesundheitszirkeln oder Workshops, Beratung bei der Entwicklung von Maßnahmen, Unterstützung der Projektleitung bei der Steuerung des Projekts u. ä.[18] Art und Umfang der Beratungsleistungen können in der Steuerungsgruppe mit folgenden Fragen vereinbart werden, u. a.: Was können wir selbst abdecken? Wo brauchen wir Unterstützung? Erstgespräche mit BeraterInnen sind häufig kostenlos.

[18] Der Fonds Gesundes Österreich vermittelt in Kooperation mit dem Österreichischen Netzwerk für Betriebliche Gesundheitsförderung interessierten Betrieben auf Anfrage entsprechende FachexpertInnen, relevante PartnerInnen und qualifizierte externe GesundheitszirkelmoderatorInnen (Ropin 2006: 75f).

Projektziele definieren

Der Zieldefinition kommt in jedem Projekt besondere Bedeutung zu. Bei der Zielformulierung geht es darum, sich gedanklich an des Ende des Projektes zu versetzen und die Situation zu beschreiben, so wie sie dann sein sollte. Projektziele sollten grundsätzlich

- spezifisch (Was konkret soll erreicht werden?),
- messbar (Woran erkennen wir, dass das Ziel erreicht ist?),
- attraktiv (Warum lohnt es sich, das Ziel zu verfolgen?),
- realistisch (Kann das Ziel tatsächlich erreicht werden?) und
- terminiert (Bis wann soll das Ziel erreicht werden?) sein.

Sinnvoll ist es, die allgemeinen Projektziele erst bei Klarheit über die Ausgangssituation zu entwickeln und festzulegen. Sie geben die Richtung der weiteren Projektplanung vor. Häufig ist es in der Vorprojektphase noch nicht möglich, die Projektziele präzise zu formulieren. Das ist dann im Rahmen der weiteren Planung des Projekts (z. B. nach Abschluss der Ist-Analyse) nachzuholen.

Zeitrahmen, personelle Ressourcen und Kosten planen

Der *zeitliche Rahmen* eines zyklisch angelegten BGF-Projekts sollte zumindest ein bis zwei Jahre umfassen (abhängig u. a. von der Größe der Organisation, den definierten Zielen). Dieser Zeitraum ist in der Regel erforderlich, um eine seriöse Ist-Analyse, eine sorgfältige Planung, eine schrittweise Maßnahmenumsetzung und eine entsprechende Bewertung des Prozesses und der Ergebnisse zu ermöglichen.

Die notwendigen *personellen Ressourcen* hängen von verschiedenen Faktoren ab, verursachen aber in der Regel den größten Teil der Kosten. Generell sollte das Projekt innerhalb der regulären Arbeitszeit der Beteiligten durchgeführt werden. Unumgänglich ist eine interne Projektleitung, sie treibt gemeinsam mit der Steuerungsgruppe das Projekt voran. Wichtig ist daher, zu klären, wer in der Organisation die Aufgabe der Projektleitung übernehmen kann. Die Praxis zeigt, dass der zeitliche Aufwand für die Leitung eines BGF-Projekts leicht unterschätzt wird. Wichtig ist daher, diesen Aufwand realistisch zu planen und die interne Projektleitung von Beginn an mit ausreichend Zeitressourcen auszustatten. Je nach spezifischer Situation der Organisation kann es sinnvoll sein, die Projektleitung und weitere für die operative Umsetzung verantwortliche ProjektmitarbeiterInnen für ihre Aufgaben zu qualifizieren.[19]

[19] Der Fonds Gesundes Österreich bietet maßgeschneiderte Seminare für BGF-AkteurInnen an (vgl. Kap. 7).

Auch eine möglichst *detaillierte Kostenplanung* sollte bereits in der Vorprojektphase erfolgen. Der Kostenplan stützt sich auf den Projektstrukturplan und sollte alle projektbezogenen Kosten beinhalten. Das sind z. B. interne Personalkosten für Projektleitung, -team und TeilnehmerInnen an Gesundheitszirkel und Arbeitsgruppen, Kosten für Maßnahmen, Infrastruktur sowie externe Kosten für Beratung, Prozessbegleitung, Evaluation o. ä. Zu klären ist auch, ob die anfallenden Kosten aus dem laufenden Budget entnommen werden oder für BGF ein eigenes Budget eingerichtet wird. Ist daran gedacht, einen Förderantrag zu stellen, sollte bereits in der Vorprojektphase Kontakt mit potenziellen FördergeberInnen aufgenommen werden, u. a. um Fragen der Budgetierung zu klären.

Projekt entscheiden und Projektauftrag einholen

Die Projektentscheidung fällt formal mit dem schriftlichen Projektauftrag (siehe Kap. 5. 1.).

Projekt starten

Nach Abschluss der Vorprojektphase sollte der eigentliche Start des BGF-Projekts durch ein sichtbares Zeichen für alle MitarbeiterInnen (z. B. Betriebsversammlung) erfolgen, um das Projekt auch sozial nach innen und nach außen zu konstituieren.

Reflexion: Partizipation, Integration, Projektmanagement, Ganzheitlichkeit

Partizipation

Wurden in der Kostenplanung die Beteiligungsmöglichkeiten für die MitarbeiterInnen berücksichtigt und kalkuliert?

Integration

Konnten die wesentlichen betrieblichen AkteurInnen für das BGF-Vorhaben gewonnen werden?

Projektmanagement

Wurde eine adäquate Projektstruktur eingerichtet (Projektleitung und -team, Steuerungsgruppe)?

Ganzheitlichkeit

Ist es gelungen, ein gemeinsames Bild über BGF und seinen ganzheitlichen Ansatz zu schaffen?

TIPPS

Tipps

Nehmen Sie sich ausreichend Zeit für die Projektvorbereitung.

Achten Sie darauf, die unterschiedlichen Interessengruppen im Betrieb von Beginn an ins Projekt einzubinden.

Ziehen Sie bereits in der Vorprojektphase externe Beratung und (gegebenenfalls) EvaluatorInnen bei.

Planen Sie für den weiteren Projektverlauf Reflexionsschleifen ein: Die zu Beginn formulierten Erwartungen und Interessenlagen können sich im zeitlichen Verlauf ändern (z. B. durch Veränderung in den Rahmenbedingungen, wechselnde handelnde Personen).

Überlegen Sie bereits in der Vorprojektphase Strategien, wie die laufende Kommunikation mit den AußendienstmitarbeiterInnen erfolgen kann.

5.3 Ist-Analyse von Belastungen, Ressourcen und Gesundheit

Ist der Projektstart erfolgt, beginnen die eigentlichen Aktivitäten im BGF-Projekt (Kernprozesse). Die Ist-Analyse dient dazu, die Art und das Ausmaß der gesundheitlichen Belastungen und Ressourcen der MitarbeiterInnen zu erheben und mögliche Ursachen und Zusammenhänge zu erkennen. Das ist die Basis, um gezielt Lösungsansätze zu finden. Die Ist-Analyse bietet überdies die Möglichkeit, die MitarbeiterInnen von Anfang an in den BGF-Prozess einzubeziehen. Für eine aussagekräftige Analyse ist es notwendig, möglichst unterschiedliche Sichtweisen und (bestehende oder neue) Informationsquellen einzubeziehen. Die Analyseaktivitäten erfordern eine sorgfältige Planung, Durchführung, Auswertung und Ergebnisinterpretation. Entsprechende Ressourcen sollten daher zur Verfügung stehen. Eine Unterstützung durch externe ExpertInnen (Krankenkassen, Beratungsfirmen, wissenschaftliche Einrichtungen) hat sich in vielen Betrieben bewährt und ist zu empfehlen.

Die Aufgaben in dieser Phase sind:

- Methoden und Instrumente der Datenerhebung festlegen
- Daten erheben und auswerten
- Ergebnisse diskutieren und bewerten
- Ergebnisse dokumentieren und kommunizieren: Gesundheitsbericht
- Reflexion: Partizipation, Integration, Projektmanagement, Ganzheitlichkeit

Methoden und Instrumente der Datenerhebung festlegen

Die Auswahl der Methoden und Instrumente der Datenerhebung sollte zielorientiert aber pragmatisch, d. h. an den Bedürfnissen und Möglichkeiten der Organisation orientiert sein. Auch von der Größe der Organisation und der Anzahl der MitarbeiterInnen hängt es ab, welche Instrumente sich eigenen. So kann in einer sehr kleinen Organisation die Erhebung der gesundheitlichen Situation in Form einer betrieblichen Gesundheitskonferenz geeignet sein, in mittleren oder größeren Organisationen aber eine schriftliche Gesundheitsbefragung bzw. eine Kombination aus verschiedenen quantitativen oder qualitativen Methoden. Die Festlegung der Erhebungsinstrumente erfolgt in der Steuerungsgruppe. Folgende Erhebungsinstrumente haben sich, wie die Abbildung 14 zeigt, in der Praxis als geeignet für die Ist-Analyse im Rahmen von BGF-Projekten erwiesen:

Abb. 14 Instrumente zur Ist-Analyse

Instrument	Unter 50 MitarbeiterInnen	Über 50 MitarbeiterInnen
Beobachtung/Begehung des Arbeitsplatzes ▪ Einblick in das reale Arbeitsgeschehen	geeignet	geeignet
Interviews mit betrieblichen Schlüsselpersonen ▪ betriebliche FunktionsträgerInnen liefern Einschätzungen und Sichtweisen	geeignet	geeignet
Interviews mit MitarbeiterInnen ▪ Einblick in individuelle Bedeutungszusammenhänge hinsichtlich Belastungs- und Ressourcensituation	geeignet	geeignet
Managementbefragung ▪ Selbsteinschätzung mittels Fragebogen zur Standortbestimmung, was zur Gesundheitsförderung bereits getan wird	geeignet	geeignet
BetrieblicheG esundheitskonferenz ▪ dialogischer Austausch mit möglichst vielen MitarbeiterInnen und anderen betrieblichen AkteurInnen zur gesundheitlichen Ausgangslage in der Organisation	geeignet	geeignet
SchriftlicheG esundheitsbefragung[20] ▪ systematische und anonymisierte Ermittlung von betrieblichen Belastungen, Ressourcen und des gesundheitlichen Befindens ▪ liefert repräsentative Daten für die Organisation bei entsprechender Beteiligung ▪ ermöglicht Vergleichbarkeit ▪ ist wiederholt einsetzbar	nicht geeignet (aus statistischen und Anonymitätsgründen)	geeignet
Betriebsbezogene Krankenstandsauswertung[21] ▪ Auffälligkeiten der Krankheitsgeschehens ▪ durch Krankenversicherungsträger ausgewertet ▪ z. B. Anzahl der Krankenstandsfälle im Kalenderjahr, Summe der Krankenstandstage, durchschnittliche Krankenstandstage pro Fall, die häufigsten Diagnosen	nicht geeignet (aus Anonymitätsgründen)	geeignet

Quelle: eigene Zusammenstellung in Anlehnung an Meggeneder und Hirtenlehner 2006; Scharinger 2006; Badura und Hehlmann 2003; Ducki 1998a

[20] Für schriftliche Gesundheitsbefragungen sollte auf qualitätsgesicherte Instrumente zurückgegriffen werden. Mittlerweile liegen einige standardisierte Fragebögen zur Erhebung der gesundheitlichen Situation in Betrieben vor (z. B. SALSA-Fragebogen, PRO-FIT-Fragebogen). Einen Überblick über vorhandene Verfahren zur Erfassung psychischer Belastungen bietet für betriebliche NutzerInnen die Bundesanstalt für Arbeitsschutz und Arbeitsmedizin unter www.baua.de (9. 3. 2007).

[21] Zur Zeit bieten noch nicht alle Krankenversicherungsträger diese Serviceleistung an.

Darüber hinaus können im Rahmen der Ist-Analyse betriebliche Dokumente (z. B. Stellenbeschreibungen, Organigramm, Prozessbeschreibungen) und Daten (z. B. Kennzahlen zu Fluktuation, Dokumente der Arbeitsplatzevaluierung) eine wichtige Informationsquelle sein. Sie sind alleine zwar nicht aussagekräftig, können aber den Gesundheitszustand der MitarbeiterInnen bzw. mögliche Einflussfaktoren indirekt sichtbar machen.

Daten erheben und auswerten

Nach Auswahl der Analyseinstrumente werden die Erhebungen durchgeführt. Dies erfordert zunächst eine klare Zeit- und Arbeitsplanung, kurz gesagt: Wer macht was und bis wann? Wichtig für eine hohe Beteiligung der MitarbeiterInnen ist – ungeachtet dessen, welche Instrumente zum Einsatz kommen – dass,

- die MitarbeiterInnen frühzeitig über Ziel und Ablauf informiert werden,
- die Teilnahme freiwillig erfolgt,
- die Teilnahme in der Arbeitszeit möglich ist und
- die MitarbeiterInnen über die Ergebnisse informiert werden.

Je nachdem, wie umfassend die Datenerhebung gestaltet wird, kann dieser Prozess inkl. Auswertung durchaus längere Zeit dauern. Wichtig ist, die Aktivitäten in diesem Zeitraum für die MitarbeiterInnen nachvollziehbar und transparent zu machen. So bleibt das Interesse am Projekt wach und die Akzeptanz wird gefördert.

Ergebnisse diskutieren und bewerten

Liegen die Ergebnisse der Erhebungen vor, geht es darum, diese zu diskutieren und zu bewerten. Dabei ist unbedingt zu empfehlen, das Wissen und die Erfahrungen der MitarbeiterInnen einzubeziehen (z. B. Workshops, Teambesprechungen). Bei der Bewertung der Ergebnisse geht es darum, Annahmen über mögliche Ursache-Wirkungszusammenhänge zu entwickeln. Diesem Prozess ist besondere Aufmerksamkeit zu widmen, denn die Analyseergebnisse rufen unter Umständen unterschiedliche Reaktionen hervor (Zustimmung, Überraschung, Irritation). Wesentlich dabei ist, nicht aus den Augen zu verlieren, weshalb diese Ergebnisse erhoben wurden: nämlich um den gesundheitlichen Belastungen vorzubeugen, die Gesundheitspotenziale zu stärken und das körperliche, seelische und soziale Wohlbefinden der MitarbeiterInnen am Arbeitsplatz zu verbessern (vgl. BKK Bundesverband 2005).

Der Diskussions- und Auswertungsprozess leitet in die Phase der Lösungsentwicklung bzw. Planung von gesundheitsfördernden Maßnahmen über. Oft wird der Fehler gemacht, dass, bevor Klarheit über die Bedeutung der Ergebnisse besteht, bereits an den Lösungen gefeilt wird. Hier ist Vorsicht geboten, um die BGF-Maßnahmen nicht am Bedarf und an den Bedürfnissen der MitarbeiterInnen vorbei zu entwickeln.

Ergebnisse dokumentieren und kommunizieren: Gesundheitsbericht

Die Ergebnisse der Ist-Analyse werden in einem betrieblichen Gesundheitsbericht zusammengefasst. Der Gesundheitsbericht gibt Auskunft über die gesundheitliche Ausgangssituation in der Organisation, beschreibt gegebenenfalls das BGF-Vorhaben und die nächsten Schritte. Der Gesundheitsbericht gewährleistet zweierlei:

- er bereitet die Ergebnisse systematisch auf und dient als weitere Arbeitsgrundlage
- er ist ein wichtiges Instrument zur Information der MitarbeiterInnen und unterstützt die interne Öffentlichkeitsarbeit für das BGF-Projekt

Reflexion: Partizipation, Integration, Projektmanagement, Ganzheitlichkeit

Partizipation

Wurde allen MitarbeiterInnen ermöglicht, an der Ist-Analyse teilzunehmen?

Wurde die Unterschiedlichkeit der MitarbeiterInnen (Alter, Geschlecht, Berufsgruppen, Geschlecht etc.) erhoben?

Wurden die Ergebnisse der Ist-Analyse an alle MitarbeiterInnen kommuniziert?

Integration

Inwieweit konnte auf schon bestehende Instrumente zurückgegriffen werden?

Projektmanagement

Sind alle relevanten Informationen systematisch aufbereitet und dokumentiert?

Ganzheitlichkeit
Wurden sowohl gesundheitliche Belastungen als auch Ressourcen erhoben?
Zielte die Ist-Analyse sowohl auf verhaltens- als auch auf verhältnisbezogene Aspekte?

TIPPS

Tipps

Bedenken Sie, dass eine Ist-Analyse immer auch ein Eingriff in das betriebliche Geschehen ist: sie weckt Erwartungen und Aufmerksamkeit und beeinflusst die Teilnahmebereitschaft am BGF-Projekt.

Planen Sie ausreichend Zeit für die Aufbereitung und Interpretation der Analyseergebnisse ein. Vorschnelle Entscheidungen nach der Analysephase gefährden eine ganzheitliche Maßnahmenplanung.

5.4 Planung von gesundheitsfördernden Maßnahmen

Aufbauend auf den Ergebnissen der Ist-Analyse werden im Planungsprozess geeignete gesundheitsfördernde Maßnahmen entwickelt und vorbereitet. Es sind meist komplexe Problemkonstellationen, die die Gesundheit der MitarbeiterInnen beeinträchtigen. Dementsprechende Aufmerksamkeit und Zeit sollte der Planung der Maßnahmen gewidmet werden. Methoden des Projektmanagements sind unverzichtbare Unterstützung in diesem Prozess. Ein Instrument, das sich am Beginn dieser Phase bewährt hat, ist der Gesundheitszirkel. Gesundheitszirkel sind zwar kein „Pflichtprogramm" in BGF-Projekten, bieten aber eine gute Möglichkeit, die MitarbeiterInnen einzubinden, ihr Wissen zu nützen und praxisnahe Lösungsvorschläge zu entwickeln. Gesundheitszirkel eignen sich sowohl für kleinere als auch für größere Organisationen.

Die Aufgaben in dieser Phase sind:
Gesundheitszirkel einrichten
Auswahl der Handlungsfelder für BGF-Maßnahmen
Maßnahmen planen: Inhalte, Zielgruppen, Ziele
Reflexion: Partizipation, Integration, Projektmanagement, Ganzheitlichkeit

Gesundheitszirkel einrichten

Gesundheitszirkel enthalten sowohl Elemente der Analyse, der Lösungsentwicklung und der Maßnahmenplanung. Darüber hinaus sind Gesundheitszirkel selbst bereits eine Intervention/Maßnahme, die Wirkung auf die Beteiligten hat. Gerade bei AußendienstmitarbeiterInnen in der mobilen Pflege und Betreuung sollte die gesundheitsförderliche Wirkung dieser Form des Austausches und der gemeinsamen Arbeit nicht unterschätzt werden. Nachfolgend wird das Instrument des Gesundheitszirkels näher vorgestellt (vgl. z. B. Hirtenlehner und Pilwein 2006; Österreichisches Netzwerk für Betriebliche Gesundheitsförderung 2001).

Was ist ein Gesundheitszirkel?

Gesundheitszirkel sind innerbetriebliche Arbeitskreise, in denen sich die MitarbeiterInnen mit ihren Belastungen und Ressourcen auseinandersetzen und Lösungsvorschläge erarbeiten. Gesundheitszirkel arbeiten im Auftrag der Geschäftsführung bzw. der Steuerungsgruppe.

Rahmenbedingungen

Die Teilnahme am Gesundheitszirkel erfolgt freiwillig und findet im Rahmen der regulären Arbeitszeit statt. Die Einrichtung eines Gesundheitszirkels bedarf einer guten Vorbereitung und längerfristigen Planung. Für die Sitzungen werden entsprechende Räumlichkeiten und Arbeitsmaterialien (Flip-Charts, Moderationskarten, Stifte) benötigt.
Gesundheitszirkelarbeit über mehrere Monate ist nicht immer einfach in den Arbeitsalltag der mobilen Pflege- und Betreuungskräfte zu integrieren, was eine sorgfältige Planung der Organisation der Zirkelarbeit erfordert. Zum einen ist eine Terminserie über mehrere Monate oft schwierig mit der laufenden Einsatzplanung abzustimmen. Auch kurzfristige Dienstplanänderungen und/oder private Verpflichtungen können die regelmäßige Teilnahme erschweren. Für gewisse Berufsgruppen (z. B. HeimhelferInnen) kann es auch schwierig sein, Termine innerhalb der Arbeitszeit zu vereinbaren. Hier könnten die Treffen z. B. auch als bezahlte Mehrarbeit außerhalb der regulären Arbeitszeit abgehalten werden.

Zusammensetzung

Gesundheitszirkel bestehen in der Regel aus fünf bis zehn Personen. Bezüglich der Zusammensetzung der Zirkel gibt es verschiedene Modelle (eine Hierarchieebene oder mehrere, Teilnahme von ArbeitsschutzexpertInnen). Die personelle Zusammensetzung eines Gesundheitszirkels sollte während der Laufzeit nicht verändert werden.

Dauer und Häufigkeit der Treffen

Es sind in der Regel vier bis sechs Sitzungen erforderlich, um Lösungsvorschläge zur Verbesserung der Ist-Situation zu erarbeiten. Für jede Sitzung sollten mindestens eineinhalb Stunden anberaumt werden. Der Abstand zwischen den Treffen kann zwischen ein bis drei Wochen betragen.

Moderation

Gesundheitszirkel werden durch eine Moderation geleitet, die für einen offenen und konstruktiven Prozess verantwortlich ist. Die Moderation erstellt auch die Dokumentation der Sitzungen bzw. der Zirkelergebnisse zum Abschluss. Gesundheitszirkel können durch eine interne Moderation (speziell dafür geschulte MitarbeiterInnen[22]) oder durch eine externe Moderation geleitet werden. Vor- und Nachteile von interner bzw. externer Moderation sind in Abb. 15 gegenübergestellt.

Abb. 15 Vor- und Nachteile von interner bzw. externer Moderation

	Vorteile	Nachteile
Interne Moderation	■ Betriebskenntnis ■ ständige Erreichbarkeit ■ Bekanntheit im Betrieb ■ Moderations-Know-how bleibt im Betrieb ■ geringere Kosten	■ direkte Abhängigkeit von ArbeitgeberIn ■ Intra-Rollenkonflikt (ModeratorIn & MitarbeiterIn) ■ schwierige Position bei Konflikten ■ „blinde Flecken“
Externe Moderation	■ keine Betriebsblindheit ■ keine direkte Abhängigkeit ■ Erfahrungen aus anderen Betrieben ■ verleiht der Aktivität eine höhere Aufmerksamkeit	■ höherer Koordinationsaufwand bei Terminabstimmung ■ Distanz zum Betrieb ■ keine Kenntnis der Arbeitsabläufe ■ höhere Kosten

Quelle: ppm forschung + beratung 2007: 5; Pirolt und Schauer 2001: 36

[22] Der Fonds Gesundes Österreich bietet eine Ausbildung für interne Gesundheitszirkel-ModeratorInnen an (siehe Kap. 7).

Kosten

Die Kosten eines Gesundheitszirkels setzen sich im Wesentlichen aus den internen Personalkosten für die Zirkel-TeilnehmerInnen und den Kosten für die Moderation (inkl. Protokoll bzw. Bericht) zusammen. In die Kosten eingeplant werden müssen weiters die Organisation der Anmeldungen und Termine sowie Vor- und Nachbespechungen mit den ModeratorInnen.

Ergebnispräsentation

Die Ergebnisse der Gesundheitszirkelarbeit (Lösungsvorschläge) werden der Steuerungsgruppe präsentiert. Ziel dieser Präsentation ist, die Steuerungsgruppe über die Zirkelergebnisse zu informieren, wobei Fragen der Umsetzbarkeit der Lösungsvorschläge zu einem späterem Zeitpunkt geprüft werden können. Die Steuerungsgruppe sollte den Gesundheitszirkel-TeilnehmerInnen jedenfalls einen konstruktiven Umgang mit den Lösungsvorschlägen zusichern und über das weitere geplante Vorgehen informieren.

Auswahl der Handlungsfelder für BGF-Maßnahmen

Die Ergebnisse der Ist-Analyse und (sofern durchgeführt) der Gesundheitszirkelarbeit ergeben in der Regel mehrere relevante Problemfelder auf deren Basis gesundheitsfördernde Maßnahmen entwickelt werden. Erfahrungsgemäß sind die Problemfelder in einem ersten Schritt oft erst zu konkretisieren (Wie stellt sich das Problem konkret dar? Wer ist betroffen?) und die Lösungsansätze zu vertiefen. Nicht alle Problemstellungen müssen gleichzeitig bearbeitet werden. Es empfiehlt sich, bei der Auswahl der Handlungsfelder sowie der möglichen Maßnahmen Prioritäten zu setzen und eine Reihenfolge für ihre Umsetzung festzulegen. Dies erfolgt in der Steuerungsgruppe. Es ist zu empfehlen, nicht gleich im ersten Schritt mit der Bearbeitung des schwierigsten bzw. sensibelsten Themas zu beginnen (vgl. z. B. Walter 2003).
Praktische Hilfe: *Arbeitstabelle 1 „Von den Analyseergebnissen zu Lösungsansätzen" (siehe Kap. 7.5.)*

Maßnahmen planen: Inhalte, Zielgruppen und Ziele

Sind die Lösungsansätze zu den verschiedenen Problemstellungen formuliert, gilt es, daraus konkrete Maßnahmen abzuleiten, die zu einer Verbesserung führen und sie im Detail zu planen. Hier sollten je nach Thema die relevanten AkteurInnen des Betriebs einbezogen werden. Im Wesentlichen geht es darum, festzulegen, wel-

chen Inhalt die Maßnahme hat, was sie kostet, in welchem Zeitraum sie umgesetzt werden soll und wer für die Umsetzung verantwortlich ist. Für jede Maßnahme sollten sowohl Zielgruppe(n) als auch überprüfbare Ziele (entlang der Projektziele) festgelegt werden. Zielgruppen können z. B. sein: Team- und EinsatzleiterInnen, Führungskräfte, Pflegekräfte und/oder HeimhelferInnen im Außendienst. Die Zielsetzungen für die Maßnahmen sollten spezifisch, messbar, attraktiv, realistisch und terminiert sein. Es empfiehlt sich, auf eine gute Mischung von verhaltens- und verhältnisorientierten Maßnahmen zu achten.
Praktische Hilfe: *Arbeitstabelle 2 „Vom Lösungsansatz zur konkreten Maßnahme"*

Da ein Problemfeld meist aus mehreren, zusammenhängenden Einzelproblemen besteht, braucht es in der Regel auch mehrere (verhaltens- und verhältnisorientierte) Einzelmaßnahmen, um effektiv gelöst zu werden. Hilfreich in diesem Prozess kann sein, die thematisch zusammenhängenden Maßnahmen als „Subprojekte" (= Maßnahmenbündel) zu definieren. Dies ermöglicht, die Maßnahmen zwar als Ganzes zu sehen, sie aber einzeln zu behandeln und umzusetzen.
Praktische Hilfe: *Arbeitstabelle 3 „Von konkreten Maßnahmen zu Subprojekten"*

Reflexion: Partizipation, Integration, Projektmanagement, Ganzheitlichkeit

Partizipation

Wurden MitarbeiterInnen in die Planung der BGF-Maßnahmen einbezogen?

Integration

Können die geplanten Maßnahmen in bestehende Abläufe integriert werden?

Projektmanagement

Wurden Projektmanagement-Methoden und Tools für den Planungsprozess eingesetzt?

Ganzheitlichkeit

Stehen die entwickelten Maßnahmen in einem ausgewogenen Verhältnis zwischen Verhaltens- und Verhältnisorientierung?

Tipps

Strukturieren Sie den Prozess der Maßnahmenplanung so gut als möglich. Dies ist auch Unterstützung in der Umsetzungsphase.

Legen Sie bereits bei der Maßnahmenplanung die Verantwortlichkeiten und Ressourcen für die Umsetzung fest.

Achten Sie auf ein gutes Verhältnis von verhaltens- und verhältnisbezogenen Maßnahmen.

Berücksichtigen Sie, dass es meist nicht nur *eine* Zielgruppe für Maßnahmen gibt: für unterschiedliche MitarbeiterInnen-Gruppen können unterschiedliche Maßnahmen sinnvoll sein.

Reflektieren Sie in der Steuerungsgruppe die förderlichen und hinderlichen Faktoren für die Umsetzung der Maßnahmen.

5.5 Umsetzung von gesundheitsfördernden Maßnahmen: Praxisbeispiele in Pflege- und Sozialdiensten

Nach erfolgter Planung werden in dieser Projektphase die entwickelten BGF-Maßnahmen umgesetzt. Wie lange diese Umsetzungsphase dauert, ist von den konkreten Maßnahmeninhalten und z. B. der Größe der Zielgruppe abhängig. Eine arbeitsorganisatorische Veränderung, wie etwa die Einführung von Teambesprechungen, kann mehrere Monate in Anspruch nehmen. Andere Maßnahmen, wie z. B. die Anschaffung bestimmter Arbeitsmittel oder die Durchführung einer Schulung, lassen sich meist kurzfristig realisieren. Es sind oft kleine und kostengünstige Maßnahmen, die eine große Wirkung erzielen können. Die Kernfrage in der Umsetzung ist: Wie kann der Prozess der Maßnahmenumsetzung so gestaltet werden, dass die Maßnahmenziele bestmöglich erreicht werden können?

Die Aufgaben in dieser Phase sind:
Maßnahmen umsetzen und steuern
Maßnahmenumsetzung dokumentieren
(Zwischen-)Ergebnisse innerbetrieblich kommunizieren
Reflexion: Partizipation, Integration, Projektmanagement, Ganzheitlichkeit

Maßnahmen umsetzen und steuern

Die Maßnahmenplanung kann den tatsächlichen Verlauf der Umsetzung nur theoretisch vorwegnehmen. Meist treten die Ereignisse nur im Idealfall so ein, wie sie ursprünglich geplant wurden. Abweichungen zwischen geplantem und tatsächlichem Verlauf sind eher die Regel als die Ausnahme. Die Maßnahmensteuerung beinhaltet daher alle Aktivitäten, die erforderlich sind, um die Maßnahme wie geplant abzuwickeln, die weitere Planung zu verbessern und dem Ziel Schritt für Schritt näher zu kommen (Berger et al. 2006: 36). Der organisatorische Aufwand der Umsetzungsphase ist für die Verantwortlichen und für den laufenden Betrieb in der Regel hoch. Ein effektives Projektmanagement kann hier den Prozess gut unterstützen: klare Zuständigkeiten und Verantwortlichkeiten für die Umsetzung von Subprojekten bzw. einzelner Maßnahmen oder Teilaufgaben, definierte Zeitvorgaben usw.

Maßnahmenumsetzung dokumentieren

Eine systematische Dokumentation der Arbeitsschritte im Umsetzungsprozess hilft den Projektverantwortlichen, den Überblick zu bewahren und über den aktuellen Stand der Umsetzung in den Subprojekten informiert zu sein. Die laufende Dokumentation (Zwischenberichte, Maßnahmendokumentation usw.) gewährleistet auch, Fehlentwicklungen rechtzeitig zu erkennen und ihnen gegenzusteuern. Darüber hinaus ist die Dokumentation wichtige Grundlage für die Evaluation von Prozess, Struktur und Ergebnis.

(Zwischen-)Ergebnisse innerbetrieblich kommunizieren

Gerade in der Umsetzungsphase ist es wichtig, den BGF-Prozess für alle MitarbeiterInnen (auch für jene, die nicht unmittelbar in Maßnahmen einbezogen sind) transparent zu gestalten. Im Idealfall kommt eine betriebliche Diskussion über das bisher Erreichte und über neue Herausforderungen zustande – eine wichtige Voraussetzung für die Qualitätssicherung der BGF.

Reflexion: Partizipation, Integration, Projektmanagement, Ganzheitlichkeit

Partizipation

Wurden die MitarbeiterInnen in die Umsetzung adäquat eingebunden?

Integration

Wurden jene betrieblichen AkteurInnen eingebunden, die die Nachhaltigkeit der Maßnahmen unterstützen können?

Projektmanagement

Wurde die Maßnahmenumsetzung systematisch ausgewertet und kontinuierlich verbessert?

Ganzheitlichkeit

Wird bei der Umsetzung ein belastungsreduzierender und ressourcenstärkender Ansatz verfolgt?

Tipps

Widmen Sie dem Umsetzungsprozess die gleiche Aufmerksamkeit wie der Analyse und Planung.

Lassen Sie sich nicht entmutigen, wenn nicht alle geplanten Maßnahmen im ersten Anlauf umgesetzt werden können. Gut Ding braucht Weile.

Stellen sich „Widerstände" gegen bestimmte Maßnahmen ein, greifen Sie diese auf und ergründen Sie die Ursachen.

Nützen Sie alle Kommunikationskanäle, um den Stand der Umsetzung und die Arbeit „hinter den Kulissen" für die MitarbeiterInnen nachvollziehbar zu machen.

Beispiele für gesundheitsfördernde Maßnahmen in Pflege- und Sozialdiensten

BGF umfasst ein weites Spektrum an möglichen Maßnahmen. Auch in Pflege- und Sozialdiensten können BGF-Maßnahmen sehr unterschiedlich sein. Wichtig ist, die Maßnahmen auf Basis einer sorgfältigen Ist-Analyse auszugestalten und zugeschnitten auf die betrieblichen Bedingungen umzusetzen. Patentrezepte für „richtige" Maßnahmen in Pflege- und Sozialdiensten (also eine 1:1 Umlegung erprobter Maßnahmen der einen Organisation auf eine andere) kann es daher in diesem Sinne nicht geben.

Um zu illustrieren, welche Spannweite BGF-Maßnahmen im Bereich der mobilen Pflege und Betreuung haben können, sind auf den folgenden Seiten Handlungsfelder und Beispiele für BGF-Maßnahmen zusammengestellt und beschrieben, die in mobilen Pflege- und Betreuungseinrichtungen bereits umgesetzt wurden und dokumentiert sind. Sie zeigen Möglichkeiten auf und können als Anregung zur Entwicklung von verhaltens- und verhältnisbezogenen Maßnahmen im Rahmen von BGF verstanden werden.

Fünf Quellen wurden zur Auswahl dieser Maßnahmenbeispiele herangezogen:

- „Gute Lösungen in der Pflege", eine Publikation der Initiative Neue Qualität der Arbeit und des deutschen Netzwerks für Betriebliche Gesundheitsförderung (vgl. BAuA 2005b)
- „Gesunde Beschäftigte und gute Servicequalität in der ambulanten Pflege", eine Veröffentlichung im Rahmen des deutschen PIZA-Projekts (vgl. Geißler-Gruber et al. 2004)
- „Von der betrieblichen Gesundheitsförderung zum betrieblichen Gesundheitsmanagement", ein schweizerisches Projekt der „Spitex Basel" (vgl. Basler 2004)
- „Ich tu' was für mich – Arbeitsbewältigung und langfristiger Verbleib am Arbeitsplatz mobile Pflege", ein BGF-Projekt der Volkshilfe Wien[23]
- „Betriebliche Gesundheitsförderung in der mobilen Pflege und Betreuung", ein Modellprojekt des Wiener Rotes Kreuzes in Kooperation mit dem Fonds Soziales Wien (vgl. Spicker 2006, 2005 und Kap. 6 in diesem Buch)

---

[23] Die Autorinnen danken der Volkshilfe Wien für die Informationen zu dem laufenden Projekt.

Die Auswahl der hier (Abb. 16) vorgestellten Maßnahmen orientierte sich an folgenden Kriterien:

- die Maßnahmen waren in umfassende Projekte der betrieblichen Gesundheitsförderung bzw. des betriebliches Gesundheitsmanagements eingebettet
- die Maßnahmen korrespondieren mit den wesentlichen für den Bereich der mobilen Pflege und Betreuung identifizierten Belastungsfeldern

Abb. 16 Handlungsfelder und Beispiele für BGF-Maßnahmen

Handlungsfeld	**Maßnahmenbeispiele**
Arbeitsorganisation	■ Mentoring-Programm für neue MitarbeiterInnen ■ Sicherung des Bereitschaftsdienstes am Wochenende ■ Aufnahme der Kategorie „Kommunikation" in Heimhilfe-Dokumentation ■ Neukonzeption der KlientInnenübernahme nach Urlaubszeiten oder Krankenstand ■ Personaleinsatz
Kommunikation und Information	■ Neugestaltung (Attraktivierung) der interdisziplinären Teambesprechung ■ Erstellung von Informationsmaterialien zur Unterstützung in schwierigen Betreuungssituationen ■ Einsatz von Case-ManagerInnen zur Unterstützung von HeimhelferInnen ■ Einrichtung von Postfächern für alle MitarbeiterInnen ■ Orientierungstage für neue MitarbeiterInnen ■ MitarbeiterInnen in Ausbildung lernen das Arbeitsfeld ihrer Teamleitungen kennen: Schnuppertag ■ „Praxistage im Außendienst" für TeamleiterInnen ■ Einführung von regelmäßigen MitarbeiterInnenbefragungen
Austausch	■ Teamentwicklungsprozesse ■ Erprobung neuer Austauschformen (MitarbeiterInnen-Forum: Das hält mich gesund! Was hält dich gesund?) ■ „G'sunde Abrechnungstage"

Gesundes Führungsverhalten	■ Seminare/Workshops für Management- und Führungskräfte, z. B.
	  ■ MitarbeiterInnengespräche motivierend führen
	  ■ BGF als Managementinstrument
	  ■ Betriebliches Gesundheitsmanagement
	  ■ Gesundheitsgespräche motivierend führen
	  ■ Organisationskultur
	  ■ Methodenkompetenz und soziale Kompetenz
	■ Seminar für TeamleiterInnen „Gesunde Gespräche"
	■ Coaching für Führungskräfte
	■ Coaching für TeamleiterInnen
	■ Einführung von Genesungs-(Gesundheits-)gesprächen
	■ Beratungsangebot für gesundheitlich beeinträchtigte MitarbeiterInnen

Handlungsfeld	Maßnahmenbeispiele

Psychosoziale Gesundheit und Wohlbefinden	■ Personalentwicklungsgespräche
	■ Supervisionsangebot
	■ Stressbewältigungsseminare
	■ Entspannungstrainings
	■ Schwerpunktsetzung in Fort- und Weiterbildung
	  ■ Umgang mit schwierigen KlientInnen
	  ■ Burn-Out-Prävention
	  ■ Selbstmanagement
	■ Gesundheitstage und Informationsveranstaltungen
	■ frauenspezifisches Seminar (Vereinbarkeit, Work-Life-Balance)

Körperliche Gesundheit	■ Programm zur Verbesserung des Ernährungs- und Bewegungsverhaltens (Schlankschlemmer-Programm) ■ begleitende Gesundheitsangebote (z. B. Rauchentwöhnungskurse, Ernährungsberatung, Massageangebot) ■ frauenspezifisches Seminar (Beckenbodentraining) ■ Betriebssport (Kooperation mit Fitnesszentren oder Turnvereinen) ■ Bereitstellung von Obst bei Zusammenkünften der MitarbeiterInnen
Arbeitsmittel und Ergonomie	■ Investitionen bei Hebehilfen ■ ergänzende Seminare zu rückenschonendem Arbeiten ■ Umgestaltung von Büroräumlichkeiten ■ zusätzliche Anschaffung von Computern ■ Einschulungsseminare bei technischen Umstrukturierungen (z. B. EDV-Systeme, KlientInnen-Erfassung, Tourenplanung) ■ Einbezug von erfahrenen, älteren MitarbeiterInnen in Ergonomieschulungen
Betriebliche Verankerung von BGF	■ Integration von BGF in bestehende Managementsysteme (Qualität, Leitbild u. ä.) ■ Ausbildung von internen Gesundheitszirkel-ModeratorInnen

Bildung von Netzwerken	■ Entwicklung eines organisationsübergreifenden Fortbildungsprogramms zu den Themen
	  ■ Durchführung von Arbeitsplatzanalysen
	  ■ Motivation als Führungsaufgabe
	  ■ Gestaltung von Teamentwicklungsprozessen
	  ■ Konfliktmanagement
	  ■ Moderations- und Gesprächsführungstechniken
	  ■ Stressbewältigungskonzepte
	■ Initiierung einer organisationsübergreifenden Plattform „BGF in der mobilen Pflege und Betreuung"
	■ Etablierung des Forums „Ambulante Pflege"

Quelle: eigene Zusammenstellung

Bei vielen der oben genannten BGF-Maßnahmen ist von einer sozialkapitalförderlichen Wirkung auszugehen. Eine Befragung von ExpertInnen aus Gesundheitsförderung, Pflege und Wissenschaft (vgl. Donat und Spicker 2006) ergab, dass bei der Entwicklung von BGF-Maßnahmen für die MitarbeiterInnen in mobilen Pflege-

und Betreuungsdiensten vor allem folgende sozialkapitalförderlichen Strategien zu empfehlen sind:

- Förderung eines Klimas der sozialen Unterstützung (z. B. Gelegenheiten bieten, schwierige Betreuungssituationen gemeinsam zu reflektieren, ein „emotionales Auffangnetz für die MitarbeiterInnen schaffen, Feedback und wertschätzende Anerkennung geben)
- Förderung einer Vertrauenskultur, die es erlaubt, Überforderung oder Fehler anzusprechen
- Förderung der sozialen Vernetzung der MitarbeiterInnen (z. B. gemeinsame Rituale schaffen, soziale Aktivitäten fördern, gut funktionierende Kontakte erkennen und durch Anreizsysteme fördern, MultiplikatorInnen für bestimmte Themen, z. B. Gesundheit, einsetzen)
- Nutzung des Potenzials vorhandener Werte (z. B. humanitäre Einstellung, KlientInnenorientierung)

Nachfolgend werden vier Praxisbeispiele von BGF-Maßnahmen aus zwei mehrjährigen Wiener BGF-Projekten in der mobilen Pflege und Betreuung näher beschrieben. Die Beschreibungen geben Einblick in Maßnahmeninhalte, Umsetzungserfahrungen und Evaluationsergebnisse. Die Maßnahmen illustrieren den Aspekt der Sozialkapitalförderung (das „soziale Miteinander“) und die Integration von BGF in betriebliche Strukturen besonders gut.

Praxisbeispiel 1:

Schlankschlemmer-Programm (Lebensstilschulung)

Projekt: Ich tu' was für mich – Arbeitsbewältigung und langfristiger Verbleib am Arbeitsplatz mobile Pflege (Volkshilfe Wien)
Projektlaufzeit: Juli 2004 – Juni 2007

Problem und Ziel

Die MitarbeiterInnen im Außendienst ernähren sich aufgrund ihrer Arbeitssituation (Zeitdruck, unregelmäßige Dienstzeiten) oft ungesund, trinken zuwenig und nehmen kalorienreiche Zwischenmahlzeiten zu sich. Eine Gesundheitsbefragung zu Projektbeginn zeigte u. a. eine überdurchschnittlich hohe Ausprägung von Risikofaktoren für Diabetes mellitus (Bewegungsmangel, Übergewicht). Ziel der Maßnahme war eine Lebensstiländerung durch Verbesserung des Ernährungs-

und Bewegungsverhaltens der MitarbeiterInnen. Eine nachhaltige Reduktion des Risikofaktors „Übergewicht" wurde angestrebt.

Zielgruppe

(Ältere) Pflegekräfte und HeimhelferInnen im Außendienst mit erhöhten gesundheitlichen Risikofaktoren

Beschreibung

Die Informationsveranstaltungen zu den Inhalten des Schlankschlemmer-Programms wurden von 110 Personen besucht, 45 Personen wurden in das Programm aufgenommen. In einem zehnwöchigen Basisprogramm erlernten sie zunächst Strategien zur Lebensstiländerung (Ernährung, Bewegung, Entspannung) und hatten danach die Möglichkeit, an einer Folgebetreuung für neun Monate teilzunehmen. Die Seminare fanden in Räumlichkeiten der Volkshilfe Wien statt, die Kleingruppen fanden sich in unterschiedlichen Stützpunkten zusammen. Die Termingestaltung orientierte sich an den Zeitbedürfnissen der AußendienstmitarbeiterInnen und konnte aufgrund der Gruppengröße sehr flexibel gehandhabt werden. Die Teilnahme erfolgte in der Freizeit und erforderte einen Kursbeitrag der MitarbeiterInnen (Rückerstattung bei individueller Zielerreichung).

Dauer der Maßnahme

1 Jahr

Evaluation

Die Zwischenevaluation nach zehn Wochen ergab positive Auswirkungen auf der Einstellungsebene hinsichtlich Ernährung, Bewegung und Kaufverhalten. 60 % der TeilnehmerInnen gaben an, ihr persönliches Ziel erreicht zu haben. 84 % waren mit ihrem Fortschritt im Rahmen des Schlankschlemmer-Programms zufrieden. Jede zweite Person fühlte sich am Arbeitsplatz viel wohler als bisher. Zwei Drittel der TeilnehmerInnen haben das Programm auch ihren KollegInnen empfohlen. Ein positiver Nebeneffekt der Maßnahme war, dass es zu einer Verbesserung des Austausches und einer Stärkung des Wir-Gefühls unter den TeilnehmerInnen gekommen ist.

Ausblick und Nachhaltigkeit

Es ist geplant, das Programm anderen Anbieterorganisationen mobiler Pflege und Betreuung vorzustellen und organisationsübergreifend weiterzuführen.

Praxisbeispiel 2:

G'sunde Abrechnungstage

Projekt: Betriebliche Gesundheitsförderung in der mobilen Pflege und Betreuung (Gesundheits- und Soziale Dienste des Wiener Roten Kreuzes)
Projektlaufzeit: September 2002 – August 2005

Problem und Ziel

Die Pflegekräfte und HeimhelferInnen im Außendienst sind eine besonders schwer zu erreichende Zielgruppe für Gesundheitsangebote. Bestehende betriebliche Gesundheitsangebote werden zudem meist von ohnehin schon gesundheitsbewussten MitarbeiterInnen wahrgenommen. Die größte Beschäftigtengruppe, die HeimhelferInnen, werden hingegen mit den bestehenden Angeboten kaum erreicht. Ziel der Maßnahme war, das Bewusstsein der HeimhelferInnen für die Gesundheit und die Zusammenhänge mit der Arbeit zu stärken. Es sollten Gesundheitsangebote gesetzt werden, die mit dem betrieblichen Alltag verknüpft sind und gut genutzt werden können.

Zielgruppe

300 HeimhelferInnen, 40 Pflegekräfte

Beschreibung

Ca. 300 HeimhelferInnen des Wiener Roten Kreuzes kommen monatlich an zwei aufeinander folgenden Werktagen – den „Abrechnungstagen" – in die Zentrale und rechnen die erbrachten Arbeitsstunden mit den Teamleiterinnen ab. Dafür stehen den HeimhelferInnen eineinhalb Stunden Arbeitszeit (inkl. Wegzeit) zur Verfügung. Diese bestehende Struktur der Abrechnungstage wurde genutzt, um ein kompaktes Gesundheitsangebot mit verschiedenen Themen und Schnuppermöglichkeiten zu setzen, das in der kurzen Zeit von den Pflegekräften und HeimhelferInnen tatsächlich genutzt werden kann. Mit arbeitsnahen „Gesundheitseinheiten", theoretisch und praktisch von den Präventivkräften und externen GesundheitsexpertInnen gestaltet, wurden die MitarbeiterInnen in kleinen Gruppen zur Auseinandersetzung mit dem Thema „Gesundheit" in vielfältiger Weise motiviert. Die Themen waren: seelisches Wohlbefinden, rückenschonend und sicher arbeiten, kinästhetischer Transfer, gesundes Essen und Trinken im mobilen Arbeitsalltag und ein Gesundheitscheck. Die Organisation der G'sunden Abrechnungstage wurde vom Projektteam übernommen. Die Gesundheitseinheiten waren für die TeilnehmerInnen kostenfrei.

Dauer der Maßnahme

1 Jahr (monatlich zwei Tage)

Evaluation

Die neue, „gesunde" Gestaltung der Abrechnungstage stieß bei MitarbeiterInnen und Leitungskräften auf positive Resonanz. Viele der MitarbeiterInnen konnten mit den Gesundheitsangeboten erreicht werden, es wurde vor allem als Wertschätzung wahrgenommen. Ein (erwünschter) gesundheitsförderlicher Nebeneffekt war, dass Raum für Kontakt und Kommunikation geschaffen wurde, der in dieser Form vorher nicht vorhanden war: Nicht nur der Austausch zwischen KollegInnen wurde intensiviert, sondern auch die Möglichkeiten zur direkten persönlichen Kommunikation mit den Leitungskräften wurden erweitert. Nicht zuletzt konnten mit den „G'sunden Abrechnungstagen" auch neue Möglichkeiten für die Präventivkräfte geschaffen werden, die MitarbeiterInnen im persönlichen Kontakt besser zu erreichen und das arbeitsmedizinische, arbeitspsychologische und sicherheitstechnische Angebot vorzustellen.

Ausblick und Nachhaltigkeit

Die „G'sunden Abrechnungstage" wurden bereits in der Projektlaufzeit in die betriebliche Routine übernommen. Sie werden in Zusammenarbeit von Leitung, Präventivkräften und BetriebsrätInnen quartalsweise weitergeführt.

Praxisbeispiel 3:

MitarbeiterInnen-Forum „Das hält mich gesund! Was hält dich gesund?"

Projekt: Betriebliche Gesundheitsförderung in der mobilen Pflege und Betreuung (Gesundheits- und Soziale Dienste des Wiener Roten Kreuzes)
Projektlaufzeit: September 2002 – August 2005

Problem und Ziel

In den Gesundheits- und Sozialdiensten arbeiten ältere MitarbeiterInnen, die ihren Beruf trotz hoher Belastungen schon lange gesund ausüben. Sie verfügen offenbar über sehr wirksame persönliche Gesundheitsstrategien und -kompetenzen. Jüngere KollegInnen müssen diese Gesundheitskompetenzen oftmals erst entwickeln. Ziel der Maßnahme war, einen Rahmen zu schaffen, in dem individuelle Gesundheitskompetenzen sichtbar gemacht werden und der Austausch zwischen älteren und jüngeren KollegInnen in Bezug auf diese Kompetenzen unterstützt wird. Ein weiteres Ziel war, interne Öffentlichkeit für das BGF-Projekt zu schaffen.

Zielgruppe

360 Pflege- und Betreuungskräfte, TeamleiterInnen, Leitungskräfte

Beschreibung

Die Idee zur Entwicklung und Durchführung dieser Maßnahme kam von den Pflegekräften und HeimhelferInnen, die im Rahmen einer Projektgruppe das BGF-Projekt über drei Jahre begleitet haben. Sie bereiteten – im Rahmen der Abrechungstage, einer bestehenden betrieblichen Struktur – einen „Pass-by-Workshop" vor und initiierten „gesunde" Gespräche mit vielen ihrer KollegInnen und Vorgesetzten. Folgende Fragen waren leitend: Welche Strategien helfen dir, schwierige (Arbeits-)Situationen zu meistern? Wie gehst du mit Zeitdruck um? Was tust du, um gesund zu bleiben – vor, während und nach der Arbeit? Die Beiträge wurden zunächst gesammelt und auf Plakaten für alle unmittelbar sichtbar gemacht. In einem nächsten Schritt wurden in einer Projektgruppen-Sitzung die interessantesten Beiträge ausgewählt und für die Zusammenfassung in einer Broschüre aufbereitet. Die Broschüre wurde in Druck gegeben.

Dauer der Maßnahme

Zwei mal 4 Stunden

Evaluation

Die Maßnahme wurde in einer Projektgruppen-Sitzung gemeinsam mit dem Projektteam reflektiert. Die Beteiligung am „MitarbeiterInnen-Forum" war groß, viele der AußendienstmitarbeiterInnen und Leitungskräfte nahmen sich Zeit für die „gesunden Gespräche". Es zeigte sich: So vielfältig wie die Anforderungen sind, so vielfältig sind die persönlichen Strategien des Umgangs damit. Was für die eine Kollegin eine Belastung ist, kann für die andere eine Herausforderung sein. Deutlich wurde auch, dass das Forum – gerade in einer Phase der betrieblichen Umstrukturierung – einen wichtigen Kommunikationsraum für die MitarbeiterInnen schaffte, in dem entlastende Gespräche und soziale Unterstützung ermöglicht wurden.

Ausblick und Nachhaltigkeit

Die Broschüre „Das hält mich gesund! Was hält Dich gesund?" wurde in die Unterlagen für neue MitarbeiterInnen aufgenommen. Des Weiteren wurden 800 Exemplare der Broschüre anderen Trägerorganisationen in Wien zur Verfügung gestellt.

Praxisbeispiel 4:

Aufbau eines GesundheitsmoderatorInnen-Netzwerks

Projekt: Ich tu' was für mich – Arbeitsbewältigung und langfristiger Verbleib am Arbeitsplatz mobile Pflege (Volkshilfe Wien)
Projektlaufzeit: Juli 2004 – Juni 2007

Problem und Ziel

Häufig wird im Rahmen von BGF-Projekten deren Nachhaltigkeit nicht ausreichend gesichert. Ziel der Maßnahme ist die Verankerung von BGF im Organisationsbereich „mobile Pflege" unter Einbindung der MitarbeiterInnen.

Zielgruppe

Mobile Pflege- und Betreuungskräfte sowie AbteilungsleiterInnen

Beschreibung

In einem ersten Schritt wurden (abteilungsübergreifend) 10 Pflege- und Betreuungskräfte zu „GesundheitsmoderatorInnen" ausgebildet. Ihre Aufgabe ist die Organisation von Gesundheitszirkeln und anderen Erhebungen, die Erarbeitung von Maßnahmenvorschlägen, die teilweise Begleitung der Maßnahmenumsetzung sowie die interne Evaluierung mit Berichterstattung. Im zweiten Schritt wurden die GesundheitsmoderatorInnen miteinander vernetzt, um den Austausch untereinander zu gewährleisten. Das GesundheitsmoderatorInnen-Netzwerk ist über die AbteilungsleiterInnen an die Linienorganisation angebunden. Die Aufgaben des Netzwerks wurden mit Betriebsrat und Präventivdiensten abgestimmt. Ein Mitglied des Netzwerks wurde im Projektverlauf Sprecher nach außen und fixes Mitglied der Steuerungsgruppe. Den GesundheitsmoderatorInnen stehen im Rahmen ihrer Arbeitszeit ca. 4 Stunden pro Monat für ihre Aufgaben zur Verfügung.

Dauer der Maßnahme

laufend

Evaluation

Die Evaluation der Maßnahme steht noch aus. Erste Erfahrungswerte zeigen, dass das Netzwerk positive Auswirkungen in der Organisation hat: Es ist Baustein zur Verbesserung der abteilungsübergreifenden Kommunikation und Einbindung der MitarbeiterInnen. Durch die bisher gelungene Verankerung in den Organisationsstrukturen ermöglicht das Netzwerk nachhaltige Lerneffekte für die beteiligten Personen und die gesamte Organisation.

Ausblick und Nachhaltigkeit

Auf Basis der zweiten Gesundheitsbefragung zu Projektende werden die GesundheitsmoderatorInnen einen ersten Gesundheitszirkel selbstständig organisieren und durchführen. Künftig sollen jährliche Gesundheitszirkel stattfinden. Es ist geplant, das Konzept der „GesundheitsmoderatorInnen" im Rahmen von Veranstaltungen einer breiteren Öffentlichkeit vorzustellen.

5.6 Evaluation

Evaluation in BGF-Projekten hat primär das Ziel, den Projektbeteiligten Informationen zu Stärken und Schwächen des Projekts zu geben, diese zu analysieren und Schlussfolgerungen zu ziehen. Evaluation steuert in diesem Sinne ein BGF-Projekt mit und leistet einen entscheidenden Beitrag zu Qualität und Erfolg. Auf seiner einfachsten Ebene beschreibt Evaluation die Einschätzung und Bewertung der eigenen Arbeit. Dazu gehört z. B. das informelle oder auch systematischere Beobachten der TeilnehmerInnen an einer Gesundheitsaktion oder einer Projektpräsentation, das Einholen von Feedback usw. Evaluation ist tendenziell aber eine formale und systematische Aktivität, bei der ein Vorgehen oder eine Maßnahme aufgrund ihrer Zielsetzung bewertet wird und diese Ergebnisse in die weitere Planung einfließen. Evaluation ist wichtig, um die Ergebnisse einer Maßnahme zu beurteilen und festzustellen, ob die gesetzten Ziele erreicht wurden und die angewendeten Methoden angemessen und wirksam waren (Naidoo und Wills 2003: 365ff).

Obwohl auf BGF-Projekten häufig der Druck lastet, ihren Nutzen nachzuweisen, hat Evaluation noch nicht in allen BGF-Projekten Verbreitung gefunden. Die Gründe dafür liegen u. a. darin, dass Evaluation häufig als zusätzliche Belastung erlebt wird: Sie erfordert einen gewissen Zeitaufwand bei den Beteiligten und verursacht Kosten (je nach Projektumfang und Form der Evaluation 5 – 15 % der Projektkosten). Wichtig ist daher, in der Evaluierung eines BGF-Projekts praktikabel und effizient vorzugehen, um den Nutzen voll ausschöpfen zu können und den Aufwand sowie die Kosten überschaubar zu halten. Eine Mindestanforderung für Evaluation ist, dass eine (auch für Nicht-Beteiligte) nachvollziehbare schriftliche Dokumentation der Projektabläufe erfolgt. Dies gewährleistet Transparenz und unterstützt den Transfer von Projektergebnissen und -erfahrungen nach innen und nach außen.

Die Aufgaben in diesem Prozess sind:

- Zielsetzung und Art der Evaluation klären
- Methoden und Instrumente auswählen
- Erhebungen durchführen und Ergebnisse interpretieren
- Evaluationsergebnisse kommunizieren
- Reflexion: Partizipation, Integration, Projektmanagement, Ganzheitlichkeit

Zielsetzung und Art der Evaluation klären

Bereits in der Vorprojektphase sollte geklärt werden, ob, wann und wie das Projekt evaluiert werden soll und welche Ziele mit der Evaluation verfolgt werden. Aus den Zielen der Evaluation leitet sich die Art der Evaluation ab. Hier bieten sich verschiedene Möglichkeiten an. Eine übliche Unterscheidung erfolgt nach dem *Zeitpunkt* der Durchführung (vgl. Kanatschnig und Schmutz 2000):

- Die *begleitende Evaluation* (Prozessevaluation) wird während der Projektumsetzung durchgeführt und dient zur Optimierung der Projektzielerreichung.
- Die *Ergebnisevaluation* erfolgt nach Projektende und vergleicht den Soll- mit dem Ist-Zustand.

Eine andere Unterscheidung bezieht sich auf die *Durchführenden* der Evaluation:

- *Selbstevaluation* wird von den Projektbeteiligten (z. B. Steuerungsgruppe, Projektteam, MitarbeiterInnen-Workshop) selbst durchgeführt.
- *Fremdevaluation* wird von ExpertInnen durchgeführt, die selbst nicht am Projekt beteiligt sind oder waren.
- Eine *Kombination von Selbst- und Fremdevaluation* ist ebenfalls möglich. So kann beispielsweise der Prozess der Selbstevaluation durch externe ExpertInnen beraten und begleitet werden.

Die Entscheidung für eine bestimmte Form der Evaluation sollte in der Steuerungsgruppe erfolgen. In Abb. 17 (siehe nächste Seite) werden Vor- und Nachteile von Selbst- und Fremdevaluation bzw. deren Kombination gegenübergestellt.

Prozesse und Methoden der Selbstevaluation bieten sich insbesondere in kleineren Einrichtungen an. Im Vorfeld der Projektumsetzung kann hier die Einbindung von externer Expertise dazu beitragen, das notwendige Know-how diesbezüglich aufzubauen. Für größere Einrichtungen bietet sich die Beauftragung entsprechender externer ExpertInnen an (vgl. ppm forschung + beratung 2007). In allen drei Varianten muss die Vorgehensweise der Evaluation sorgfältig geplant werden und auf die Rahmenbedingungen in der Organisation abgestimmt sein sowie ein stabiles Arbeitsbündnis errichtet werden (Grossmann und Scala 2001b: 85).

Abb. 17 Formen der Evaluation

	Vorteile	Nachteile
Selbstevaluation	■ kostengünstiger ■ zeitsparender ■ regt Selbstreflexion an ■ Ergebnisse können unmittelbarer in Projekt einfließen ■ Know-how wird im Betrieb verankert	■ blinde Flecken mangels Distanz ■ zu sehr mit dem Projekt verbunden ■ Routinen werden möglicherweise nicht hinterfragt ■ potenzielle Abhängigkeit zum Projekt ■ Know-how muss meist erst aufgebaut werden
Fremdevaluation	■ Know-how ■ unvoreingenommene Einstellung ■ erhöht Glaubwürdigkeit und Akzeptanz ■ bringt neue Gesichtspunkte ein	■ höhere Kosten ■ erhöhter Arbeits- und Zeitaufwand ■ nicht mit den betrieblichen Strukturen vertraut
Kombination aus Selbst- und Fremdevaluation	■ kostengünstiger als reine Fremdevaluation ■ Input von ExpertInnen ■ höhere Glaubwürdigkeit als rein interner Evalutation	■ erhöhter Abstimmungsbedarf

Quelle: eigene Darstellung in Anlehnung an Naidoo und Wills 2003; Tempel 2001; Kanatschnig und Schmutz 2000; BAG 1997

Methoden und Instrumente auswählen

Grundlage einer fachgerechten Evaluation sind systematisch gewonnene Daten über Bedingungen, Prozesse und Wirkungen der BGF-Umsetzung (Kanatschnig und Schmutz 2000: 66). Diese Daten müssen im Projektverlauf erhoben und dokumentiert werden. Reines Daten sammeln oder Dokumentieren ist aber noch keine Evaluation. Erst die strukturierte methodische Auswertung und Interpretation dieser Daten kann als Evaluation bezeichnet werden. Um die Erreichung der Ziele direkt überprüfen zu können, empfiehlt es sich, auf Methoden und Instrumente zurückzugreifen, die bereits in der Ist-Analyse eingesetzt wurden (Vorher-Nachher-Vergleich). Wurde z. B. zu Beginn des Projekts eine MitarbeiterInnen-Befragung gemacht, sollte sie auch bei der Erfolgsbewertung des Projekts zum Einsatz kommen (Walter 2003: 96).

Mögliche Methoden zur Evaluation des BGF-Prozesses und der Ergebnisse sind:

- Schriftliche Befragung
- Interviews
- Fokusgruppen
- Workshops
- Projektdokumentation
- Beobachtung
- Sichtung betrieblicher Daten

Erhebungen durchführen und Ergebnisse interpretieren

Evaluation bezieht sich idealerweise auf alle Phasen im BGF-Projekt: Sie beginnt bei der Ist-Analyse, sie berücksichtigt die Art der Planung von Maßnahmen, die Angemessenheit von Zielen, die Genauigkeit der Zielgruppendefinition sowie die Wirksamkeit und Wirtschaftlichkeit einzelner Maßnahmen (Badura und Ritter 1998: 233). Erhebungen im Rahmen der Evaluation können daher auch zu unterschiedlichen Zeitpunkten durchgeführt werden. Wichtig ist, dass die Aktivitäten der Evaluation mit jenen der laufenden Projektarbeit sinnvoll aufeinander abgestimmt werden. Liegen (Zwischen-)Ergebnisse der Evaluation vor, gilt es, diese unter Einbeziehung relevanter AkteurInnen im BGF-Projekt zu interpretieren und eventuell weitere Planungen zu adaptieren.

Die Ergebnisevaluation in BGF-Projekten misst oft nur die kurzfristige Wirkung von Maßnahmen. Bei der Interpretation der Ergebnisse ist hier auch zu bedenken, dass BGF „nur" indirekt auf die Gesundheit der MitarbeiterInnen wirkt, d. h. durch das Schaffen gesundheitsförderlicher Strukturen und Prozesse bzw. Kompetenzentwicklung bei den MitarbeiterInnen. Messbare „Gesundheitsergebnisse" bei der Belegschaft stellen sich daher nicht sofort ein. Je weitreichender z. B. die BGF-Maßnahme angelegt ist, umso länger dauert es unter Umständen, bis sich die Wirkung einstellt. Umso wichtiger ist es, die Einführung von BGF nicht als einmalige Projektaktivität, sondern als dauerhafte Investition zu sehen (Walter 2003: 96).

Evaluationsergebnisse kommunizieren

Evaluationsergebnisse müssen nicht nur an die unmittelbar Beteiligten (z. B. Steuerungsgruppe, Projektgruppen) rückgekoppelt, sondern über verschiedene Kommunikationskanäle auch allen MitarbeiterInnen bekannt gemacht werden (z. B. Teambesprechungen, MitarbeiterInnen-Zeitung).

Reflexion: Partizipation, Integration, Projektmanagement, Ganzheitlichkeit

Partizipation

Waren die MitarbeiterInnen in die Evaluation eingebunden (z. B. Erhebungen, Interpretation der Ergebnisse)?

Integration

Hat die Vorgehensweise der Evaluation einen Lern- und Entwicklungsprozess in der Organisation initiiert und gefördert? Welche Formen des Lernens konnten aufgebaut werden?

Projektmanagement

Wie können die Erfahrungen für andere Projekte nutzbar gemacht werden (interner Wissenstransfer)?

Ganzheitlichkeit

Wurden sowohl Strukturen, Prozesse und Ergebnisse evaluiert? Inwieweit konnten persönliche und soziale Ressourcen der MitarbeiterInnen gestärkt werden?

TIPPS

Tipps

Evaluation sollte so durchgeführt und dargestellt werden, dass die Beteiligten dazu ermuntert werden, dem Evaluationsprozess zu folgen und die Ergebnisse der Evaluation tatsächlich zu nutzen.

Durch die Evaluation können sich durch unterschiedliche Sichtweisen der Beteiligten auch Konflikte ergeben. Ein offener Umgang mit diesen Konflikten ermöglicht, aus den gemachten Erfahrungen zu lernen.

„Erfolgsdruck" kann die Sicht auf Lernerfahrungen behindern.

Mangelhafte Dokumentation kann die Evaluation erschweren (bis unmöglich machen).

Kapitel 6

Der BGF-Prozess am Beispiel des Wiener Modellprojekts „Betriebliche Gesundheitsförderung in der mobilen Pflege und Betreuung"

Nachfolgend wird die Herangehensweise und die Umsetzung des Modellprojekts „Betriebliche Gesundheitsförderung in der mobilen Pflege und Betreuung" dargestellt. Das Modellprojekt wurde vom Forschungsinstitut des Wiener Roten Kreuzes im Rahmen der EQUAL-Entwicklungspartnerschaft „AEIOU – Arbeitsfähigkeit erhalten für Individuen, Organisationen und Unternehmen"[24] (2002 – 2005) in Kooperation mit den Gesundheits- und Sozialen Diensten des Wiener Roten Kreuzes und dem Fachbereich Pflege des Fonds Soziales Wien durchgeführt. Das Modellprojekt wurde von diepartner.at Sozial- und Gesundheitsmanagement GmbH prozessbegleitend und ergebnisbezogen evaluiert (Grillich und Neudorfer 2005).

Das Modellprojekt erhielt den Gesundheitspreis der Stadt Wien 2005. Dem Bereich Gesundheits- und Soziale Dienste des Wiener Roten Kreuzes wurde 2007 das Gütesiegel für betriebliche Gesundheitsförderung des Österreichischen Netzwerks für Betriebliche Gesundheitsförderung verliehen.[25]

---

[24] EQUAL ist eine europäische Gemeinschaftsinitiative mit dem Ziel der Bekämpfung von Diskriminierung und Ungleichheiten im Zusammenhang mit dem Arbeitsmarkt (www.equal-esf.at; 9. 3. 2007). Das Modellprojekt „Betriebliche Gesundheitsförderung in der mobilen Pflege und Betreuung" war eines von sechs AEIOU-Modulen, die zum Thema „Erhalt und Förderung der Arbeitsfähigkeit" gearbeitet haben. Das Modellprojekt wurde vom Europäischen Sozialfonds, vom Bundessozialamt im Rahmen der Beschäftigungsoffensive der österreichischen Bundesregierung für Menschen mit Behinderungen sowie aus den Mitteln des Fonds Gesundes Österreich gefördert.

[25] Das Gütesiegel wird an all jene Unternehmen vergeben, die BGF nach den Kriterien des Europäischen Netzwerkes für Betriebliche Gesundheitsförderung realisiert haben oder nur einige der Kriterien erfüllen, aber durch besondere Innovativität hervorzuheben sind. Das Siegel wird für eine Laufzeit von drei Jahren verliegen. Nach Ablauf dieser drei Jahre ist es neuerlich zu beantragen und die Gesundheitsorientierung des Unternehmens erneut zu prüfen.

6.1 Entstehungskontext und Vorprojektphase

Der Anstoß zum Modellprojekt kam im Jahr 2001 von den Leitungskräften des Wiener Roten Kreuzes und der Magistratsabteilung 47 der Stadt Wien (seit 2004: Fachbereich Pflege des Fonds Soziales Wien). Zu diesem Zeitpunkt wurden in beiden Organisationen steigende Arbeitsbelastungen und zum Teil hohe Krankenstandszahlen bei den AußendienstmitarbeiterInnen in der Pflege und Betreuung wahrgenommen. Nach ersten Kooperationsgesprächen entschlossen sich die beiden Organisationen im Jahr 2002 dazu, sich im Rahmen des EQUAL-Projektes als „Modellbetriebe" zur Verfügung zu stellen und einen BGF-Prozess zu starten. Zusammengeführt hat die beiden PartnerInnen eine gemeinsames Anliegen: Nachdem die Belastungssituation der MitarbeiterInnen in beiden Organisationen ähnlich vermutet wurde, bestand der Wunsch, die gesundheitlichen Belastungen und Ressourcen der MitarbeiterInnen erstmals systematisch zu erheben und darauf aufbauend gesundheitsförderliche Maßnahmen zu entwickeln und zu erproben. Zu erwarten war auch, dass sich durch die gemeinsame Projektumsetzung Synergien ergeben, die nicht nur zur Weiterentwicklung von BGF-Know-how, sondern auch zu einem wechselseitigen Lernen hinsichtlich praktikabler und wirksamer Entlastungsmaßnahmen für die Pflege- und Betreuungskräfte im Außendienst führen.

Bereits in der Vorprojektphase (2001 – 2002) wurde unter der Leitung des Forschungsinstituts des Wiener Roten Kreuzes eine Planungsgruppe eingerichtet und begonnen, gemeinsam mit den Beteiligten (Geschäftsführungen, Bereichsleitungen, Pflege- und Heimhilfedienstleitungen) die Ausgangsbedingungen in den Organisationen zu klären, ein gemeinsames Verständnis von BGF zu entwickeln und die organisationsspezifischen Zielsetzungen festzulegen. Diese Ergebnisse flossen in einen detaillierten Projektplan (inkl. Kostenplan) ein, der den Rahmen für zwei Pilotprojekte definierte und Grundlage für die Verhandlungen mit den FördergeberInnen war. Die Arbeitsweise im Rahmen der Projektpartnerschaft wurde in einer Kooperationsvereinbarung festgehalten und das Modellprojekt war auf eine tragfähige Basis gestellt. Durch die Ansiedlung der Projektträgerschaft im Forschungsinstitut des Wiener Roten Kreuzes waren sowohl die wissenschaftliche Infrastruktur zur Durchführung der Ist-Analyse in den Pilotbetrieben gegeben als auch Projektmanagement- und Organisationsentwicklungskompetenz vorhanden, um das Projekt entsprechend vorbereiten, koordinieren und umsetzen zu können.

6.2 Projektstruktur

Für die Umsetzung des Modellprojekts (Modul) wurde sowohl innerhalb der Pilotbetriebe als auch organisationsübergreifend eine angemessene Projektstruktur errichtet. Sie sollte einerseits alle EntscheidungsträgerInnen und Schlüsselpersonen enthalten, die bei der Planung und Durchführung des Projekts eine Rolle spielen werden und andererseits die Kommunikation und klar definierte Entscheidungswege sicherstellen. Abbildung 18 zeigt die Struktur des Modellprojekts.

Abb. 18 Struktur des Modellprojekts

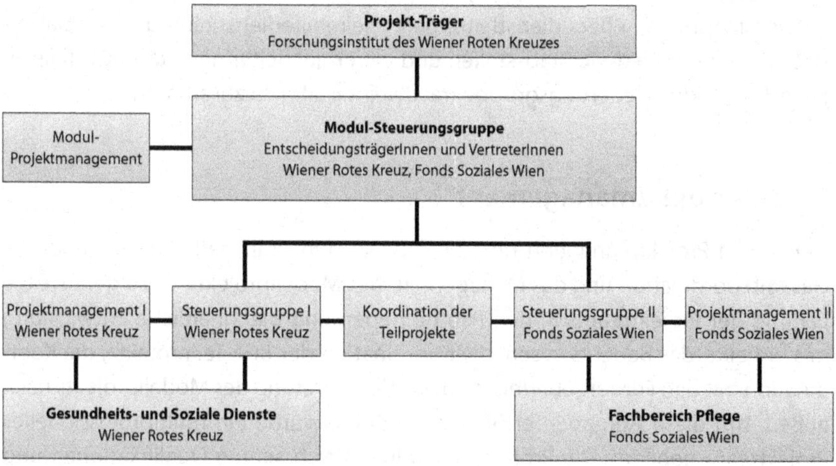

Quelle: Spicker 2005: 23

Die Praxis hat gezeigt, dass die eingerichtete Projektstruktur zwar anspruchsvolle Koordinationsaufgaben mit sich brachte, die Projektdurchführung aber durch klare Entscheidungsprozesse und Verantwortlichkeiten (Was wird von wem wann entschieden?) letztlich unterstützte. Nachfolgend werden die wichtigsten Rollen und Gremien des Modellprojekts beschrieben.

Auftraggeber des Projektteams

Vorstand des Forschungsinstitutes des Wiener Roten Kreuzes

Modul-Steuerungsgruppe

Die Modul-Steuerungsgruppe begleitete das Modellprojekt auf Ebene der Zusammenarbeit des Wiener Roten Kreuzes und der Stadt Wien. Hier wurden jene Themen diskutiert und verbindlich entschieden, die gemeinsame Anliegen der beteiligten Organisationen und Zielvereinbarungen (z. B. Maßnahmenumsetzung, externe Öffentlichkeitsarbeit, externe Evaluation) betrafen. Dieses Gremium setzte sich aus VertreterInnen beider Organisationen zusammen: Geschäftsführungen, Bereichsleitungen, Pflegedienstleitungen, Heimhilfedienstleitung, Personalvertretungen, verschiedene Stabsstellen und die Projektleiterinnen der BGF-Teilprojekte. Die Modul-Steuerungsgruppe trat zweimal jährlich zusammen.

Modul-Projektmanagement

Der Modul-Projektmanagerin oblag in Abstimmung mit dem Auftraggeber die Gesamtkoordination und das Management des Modellprojekts. Dazu gehörte die Leitung der Projektteams in den Pilotbetrieben und die inhaltliche Entwicklung des Projekts, das Berichtswesen, die Koordination der BGF-Teilprojekte, die Koordination mit den FördergeberInnen sowie die Vertretung des Modellprojekts nach außen. Um diese Aufgaben erfüllen zu können, wurde ein multiprofessionelles Projektteam gebildet. Die Projektteam-Mitglieder brachten Qualifikationen und Kompetenzen in Pflege, Soziologie, Arbeitspsychologie, Projektmanagement und Organisationsentwicklung mit.

Steuerungsgruppe Wiener Rotes Kreuz, Steuerungsgruppe Fonds Soziales Wien

Die Steuerungsgruppen begleiteten und steuerten die BGF-Teilprojekte innerhalb der jeweiligen Organisation. Hier wurden Entscheidungen über organisationsspezifische Zielsetzungen und Prioritäten der Gesundheitsförderung sowie die verfügbaren Ressourcen und Rahmenbedingungen der Umsetzung getroffen. Die Zusammensetzung der Steuerungsgruppen in den Teilprojekten war unterschiedlich, folgende Funktionen waren vertreten: Geschäftsführung, Bereichsleitung bzw./und Pflegedienstleitung, Heimhilfedienstleitung, Personalentwicklung,

Personalvertretung sowie Projektleiterin und Projektteam des Teilprojekts. Die Sitzungsfrequenz der Steuerungsgruppen in den Organisationen betrug ca. vier Sitzungen pro Jahr.

Projektteam Wiener Rotes Kreuz, Projektteam Fonds Soziales Wien

Die Projektleiterinnen der BGF-Teilprojekte erarbeiteten gemeinsam mit den Projektteams die inhaltlichen Aktivitäten, stimmten sie mit den Beteiligten in den Organisationen ab, bereiteten die Entscheidungsgrundlagen für die Steuerungsgruppe(n) auf und koordinierten die Prozesse in den Gesundheits- und Sozialen Diensten des Wiener Roten Kreuzes bzw. im Fachbereich Pflege des Fonds Soziales Wien. Die Projektteams hatten etwa wöchentliche Besprechungen mit der jeweiligen Projektleiterin, das Gesamtteam traf sich monatlich zur Reflexion und zum Austausch.

Projektgruppe Wiener Rotes Kreuz, Projektgruppe Fonds Soziales Wien

Neben den in Abbildung 18 dargestellten Rollen und Entscheidungsgremien wurde in beiden Pilotprojekten auch je eine Projektgruppe eingerichtet. Mitglieder der Projektgruppen waren diplomierte Pflegekräfte, PflegehelferInnen und HeimhelferInnen. Aufgabe dieser Projektgruppen war, den BGF-Prozess vor allem in der Maßnahmenentwicklung und -umsetzung mit dem Projektteam zu reflektieren und die Alltagstauglichkeit der geplanten Maßnahmen zu überprüfen. Die Projektgruppen in den Pilotbetrieben trafen sich ca. alle zwei Monate. Darüber hinaus trafen die beiden Projektgruppen ca. dreimal jährlich zu einem organisationsübergreifenden Austausch zusammen, wodurch ein gemeinsames Lösungsbewusstsein über Betriebsgrenzen hinweg unterstützt und damit ein Beitrag zur Übertragbarkeit des Modellprojekts geleistet wurde.

6.3 Projektziel und Zielgruppen

Ziel des Modellprojekts war die Entwicklung eines praktikablen Modells der betrieblichen Gesundheitsförderung für den Bereich der mobilen Pflege und Betreuung. Das allgemeine Projektziel wurde gemeinsam von Modul-Steuerungsgruppe, Projektteam und EvaluatorInnen definiert. Die konkreten Zielsetzungen waren:

- Anforderungen, Belastungen und Ressourcen der Pflege- und Betreuungskräfte sichtbar machen
- MitarbeiterInnen durch Stärkung der Ressourcen und Reduktion der Belastungen entlasten
- ArbeitgeberInnen und politische EntscheidungsträgerInnen sensibilisieren
- Projekterfahrungen nutzbar machen und Nachhaltigkeit sichern

Als Zielgruppen des Modellprojekts wurden die rund 500 MitarbeiterInnen im Außendienst in den Gesundheits- und Sozialen Diensten des Wiener Roten Kreuzes (360 MitarbeiterInnen) und im Fachbereich Pflege des Fonds Soziales Wien (140 MitarbeiterInnen) definiert. Die Projektaktivitäten richteten sich an HeimhelferInnen, PflegehelferInnen und diplomierte Gesundheits- und Krankenpflegepersonen, wobei beim Wiener Roten Kreuz mehrheitlich HeimhelferInnen und beim Fonds Soziales Wien ausschließlich diplomierte Gesundheits- und Krankenpflegepersonen involviert waren.

6.4 Projektablauf

Der eigentliche Ablauf der BGF-Projekte gliederte sich in beiden Organisationen in folgende Schritte (vgl. Spicker 2006, 2005):

- Ist-Analyse
- Gesundheitszirkelarbeit
- Erstellung eines Gesundheitsberichts
- Entwicklung und Planung von Maßnahmen
- Umsetzung von gesundheitsfördernden Maßnahmen
- Evaluation

Abb. 19 Ablauf des Modellprojekts

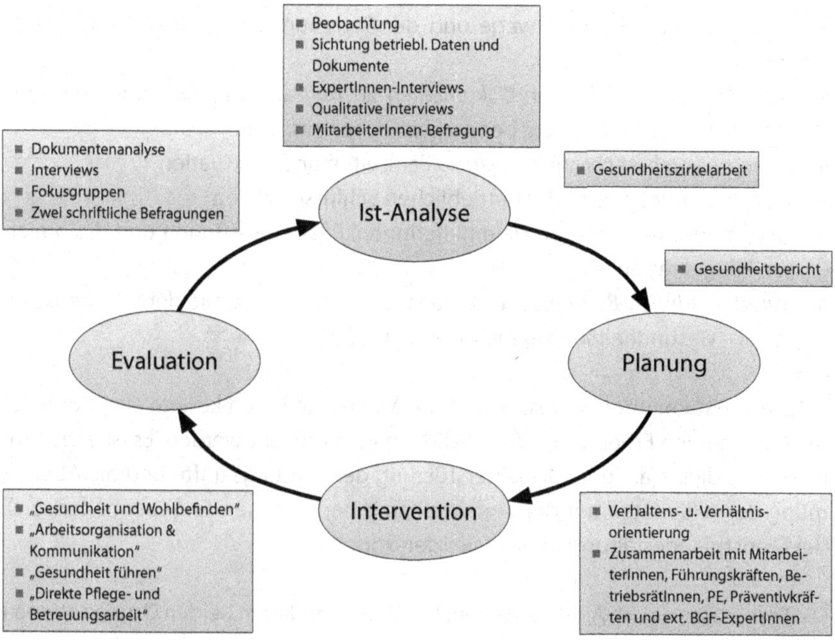

Quelle: Spicker 2006: 135

Ist-Analyse

Die Ist-Analyse wurde in beiden Teilprojekten im Zeitraum von September 2002 bis Februar 2003 durchgeführt. Ziel dieser ersten Projektphase war, die Anforderungen, Belastungen, Ressourcen und gesundheitliche Situation der MitarbeiterInnen zu erheben. An diesen organisationsspezifischen Ergebnissen wurde in der Entwicklung von BGF-Maßnahmen in den Organisationen angesetzt. Zugleich war mit der Ist-Analyse auch ein wissenschaftlicher Forschungsauftrag verknüpft, der generalisierbare Ergebnisse hervorbringen sollte und bestehende Forschungslücken im Bereich der mobilen Pflege und Betreuung schließt. All diesen Erfordernissen entsprechend, waren die Analysetätigkeiten umfassend und in Kombination von qualitativen und quantitativen Methoden der empirischen Sozialforschung angelegt. Der Vorteil dieser Vorgangsweise lag darin, den Organisationen umfassende Ergebnisse zur Verfügung stellen zu können und ein gutes Fundament zur Weiterarbeit geschaffen zu haben.

In der Ist-Analyse wurden folgende Erhebungsmethoden eingesetzt:

- *Beobachtung* der Einsatzwege und der Betreuungssituationen in den Wohnungen
- *Sichtung von betrieblichen Dokumenten* zu Aufbau- und Ablauforganisation, Tätigkeitsbeschreibungen, berufsspezifische Leitfäden
- *Sichtung von betrieblichen Daten* zu Fehlzeiten und Fluktuation
- *ExpertInnen-Interviews* mit betrieblichen Schlüsselkräften
- *Qualitative Interviews* mit HeimhelferInnen, PflegehelferInnen und diplomierten Pflegekräften
- *MitarbeiterInnen-Befragung* in beiden Organisationen mit dem Fragebogen „GAA – Gesundheitsbezogene Arbeitssituationsanalyse"[26]

Trotz äußerst knapper Zeitressourcen der MitarbeiterInnen konnte eine hohe Beteiligung an den Erhebungen für die IST-Analyse erreicht werden. Es ist anzunehmen, dass dies v. a. durch die Unterstützung der Führungskräfte und die Abstimmung der Aktivitäten mit den unmittelbaren betrieblichen Gegebenheiten, z. B. der Dienstplangestaltung erreicht werden konnte.

Die Ergebnisse der Ist-Analyse zeigten Handlungsbedarf in beiden Organisationen und bei allen drei Berufsgruppen auf. Es wurde deutlich, dass die MitarbeiterInnen zum Teil erheblichen Belastungen ausgesetzt sind, welche die reale Gefahr der körperlichen und emotionalen Überbeanspruchung in sich bergen und langfristig zu chronischen gesundheitlichen Schäden führen können. Die spezifischen Belastungen resultieren aus (vgl. Krenn und Papouschek 2003):

- der Art der Tätigkeit (z. B. Verhalten von KlientInnen und Angehörigen, Abgrenzungsthematik)
- den organisatorischen Rahmenbedingungen der Arbeit (z. B. Widerspruch zwischen steigenden Anforderungen und personeller Besetzung, zu knapp bemessene Betreuungs- und Wegzeiten, unrealistische Zielvorgaben, steigender Dokumentationsaufwand, kaum Austauschmöglichkeiten, Informationsmängel, fehlende Unterstützung durch Vorgesetzte)
- der fehlenden Anerkennung

Als vorhandene Ressourcen auf Ebene der MitarbeiterInnen konnten festgestellt werden (vgl. Hickel und Palkovich 2005; Hickel et al. 2003; Palkovich et al. 2003):

[26] Der Fragebogen wurde, basierend auf dem aktuellen arbeitspsychologischen Forschungsstand, im Rahmen des Projekts entwickelt und erstmals eingesetzt. Eine umfassende Validierung des Instruments steht noch aus.

- hohe Identifikation mit der Tätigkeit an sich und mit dem Unternehmen
- positiv wahrgenommene KlientInnen-Beziehungen
- Vertrauen in die eigene Problemlösungskompetenz
- hohes Erfahrungswissen der MitarbeiterInnen

Gesundheitszirkelarbeit

Die Gesundheitszirkelarbeit erfolgte im Auftrag der Steuerungsgruppe(n) beim Wiener Roten Kreuz von März bis Mai 2003, bei der Stadt Wien von September bis November 2003. Ziel der Gesundheitszirkelarbeit war, dass sich die MitarbeiterInnen mit ihren Arbeitsbedingungen kritisch auseinandersetzen, gesundheitsbelastende und -förderliche Aspekte analysieren und konkrete Lösungsvorschläge erarbeiten. Die bis dahin bereits vorliegenden Ergebnisse der Ist-Analyse flossen nicht in die Gesundheitszirkelarbeit ein. Es sollte den Gruppen die Möglichkeit geboten werden, „unbelastet" die für sie relevanten Themenfelder zu definieren.

Organisation, Dauer und Zusammensetzung der Gesundheitszirkel

Die Gesundheitszirkel wurden in der Arbeitszeit durchgeführt. Die Abstände zwischen den Treffen betrugen zwei bis drei Wochen. Unter der Leitung zweier externer Gesundheitszirkel-Moderatorinnen fanden insgesamt drei (berufsgruppenhomogene und -übergreifende) Gesundheitszirkel statt (Abb. 20).

Abb. 20 Dauer und Zusammensetzung der Gesundheitszirkel

Organisation	**Dauer**	**Zusammensetzung**
Wiener Rotes Kreuz	5 x 3 Stunden	berufsgruppenübergreifend (Heimhelferinnen, Pflegehelferinnen, diplomierte Pflegekräfte) 10 Frauen
Wiener Rotes Kreuz	6 x 2 Stunden	berufsgruppenhomogen (Heimhelferinnen) 8 Frauen
Fonds Soziales Wien	5 x 3 Stunden	berufsgruppenhomogen (diplomierte Pflegekräfte) 7 Frauen, 1 Mann

Quelle: modifiziert entnommen aus Spicker 2005: 29

Die ursprünglich geplante Einbeziehung der Teamleiterinnen (mittlere Führungsebene) in die Gesundheitszirkelarbeit beim Wiener Roten Kreuz gelang nicht, da der Start der Gesundheitszirkel mit einer Reorganisation zusammenfiel, wodurch Aufmerksamkeit und Ressourcen der Teamleiterinnen gebunden waren. Trotz aktiver Bemühungen und Motivationsarbeit von Seiten des Projektteams gelang es nicht, mehr als einen männlichen Teilnehmer für die Zirkelarbeit zu gewinnen, nicht zuletzt aufgrund ihrer zahlenmäßigen Unterrepräsentanz in diesem Arbeitsbereich.

Ergebnisse der Gesundheitszirkel

Die in den Gesundheitszirkeln bearbeiteten Themen reichten von räumlichen, technischen und arbeitsorganisatorischen Problemen bis hin zu körperlichen und psychosozialen Belastungen. Die Problemursachen waren in den Organisationen unterschiedlich, und die von den Gesundheitszirkel-TeilnehmerInnen erarbeiteten Lösungsvorschläge daher auf den jeweiligen Organisationskontext zugeschnitten. Mit Unterstützung der ModeratorInnen präsentierten die Gesundheitszirkel-TeilnehmerInnen die Ergebnisse an die Steuerungsgruppe. Für die Mitglieder der Steuerungsgruppe bestand die Möglichkeit, Verständnisfragen zu stellen, eine Diskussion über die konkrete Umsetzbarkeit der Verbesserungsvorschläge sollte zu diesem Zeitpunkt noch nicht stattfinden. Die Ergebnisse der Gesundheitszirkelarbeit wurden von den ModeratorInnen in drei Berichten zusammengefasst und den Belegschaften in beiden Organisationen zur Verfügung gestellt.

Evaluation der Gesundheitszirkelarbeit

Alle drei Gesundheitszirkel wurden mittels Kurzfragebogen evaluiert. Gefragt wurde zu Struktur, Rahmenbedingungen und Inhalten des Zirkels. Die Ergebnisse zeigten eine durchwegs positive Beurteilung durch die TeilnehmerInnen. Neben der Funktion des Gesundheitszirkels als Analyse- und Maßnahmenplanungsinstrument bewährte er sich auch als Interventionsmethode: Er bot den sonst raren Raum für Kommunikation und Austausch.

Erstellung des Gesundheitsberichts

Die Ergebnisse der Ist-Analyse und der Gesundheitszirkelarbeit wurden in zwei organisationsspezifischen Gesundheitsberichten zusammengefasst. Hierbei lag die Herausforderung darin, die vielschichtigen Ergebnisse der Erhebungen aus der Analysephase entsprechend zu systematisieren und in einem gut strukturierten Bericht zusammenzufassen. Die Berichte wurden im Sinne eines transparenten Vorgehens und einer kontinuierlichen Information aus dem Projekt allen MitarbeiterInnen zur Verfügung gestellt. Die Gesundheitsberichte dienten den Steuerungsgruppen als wichtige Basis zur Weiterarbeit.

Entwicklung und Planung von Maßnahmen

Der nach Abschluss der Ist-Analyse und Gesundheitszirkelarbeit begonnene Prozess der Maßnahmenentwicklung und Planung dauerte von Juli 2003 bis Februar 2004. Ziel dieser Projektphase war, auf Basis des Gesundheitsberichts und unter Mitwirkung der relevanten AkteurInnen in den Organisationen (MitarbeiterInnen, Führungskräfte, Präventivkräfte, BetriebsrätInnen, Personal- und Qualitätsverantwortliche) und externer BGF-ExpertInnen praktikable und maßgeschneiderte (d. h. an den Möglichkeiten und Ressourcen der Organisationen orientierte) BGF-Maßnahmen zu erarbeiten. Wichtig war, den Prozess der Maßnahmenplanung für alle transparent zu gestalten und schrittweise vorzugehen. Die BGF-Maßnahmen sollten in einem ausgewogenen Verhältnis zwischen personen- und organisationsbezogenen Aktivitäten entwickelt werden. Um die Alltagstauglichkeit der geplanten Maßnahmen zu überprüfen, wurde dieser Prozess regelmäßig nicht nur in der Steuerungsgruppe, sondern auch mit den Projektgruppen reflektiert. Dies erwies sich als sehr nützlich, da es sich zum Teil um Problemstellungen handelte, die sich erst durch genaues Hinhören und mehrmaliges Nachfragen erschlossen.

Bereits mit Juli 2003 (vor der eigentlichen Umsetzungsphase) wurde im Wiener Roten Kreuz begonnen, einzelne BGF-Maßnahmen umzusetzen, und zwar jene, die in den Gesundheitszirkeln vorgeschlagen wurden und rasch und ohne allzu großen Ressourceneinsatz im operativen Bereich umsetzbar waren (z. B. Einrichtung von persönlichen Postfächern, neue Infos im Heimhilfe-Leitfaden). Umfassende Maßnahmenpakete mussten aber erst erarbeitet werden. Wichtig war, die Problem- und Themenbereiche zu strukturieren und in ihrer Komplexität zu reduzieren, um sie für das Projektteam und die Steuerungsgruppe(n) bearbeitbar zu machen. Hilfreich in dieser Phase war die Einbeziehung eines externen BGF-Experten, mit dessen Unterstützung konkrete Umsetzungsszenarien erarbeitet wurden. Auf Basis dieser Ergebnisse wurden thematische Subprojekte, die konkreten BGF-Maßnahmen, ihre Zielgruppen und Ziele definiert und diese in Form eines „Maßnahmenpapiers" der Steuerungsgruppe zum Beschluss vorgelegt. Die Detailplanung mit den Bereichsverantwortlichen erfolgte im Anschluss. Das gewählte Vorgehen, die umzusetzenden Maßnahmen in Subprojekte zu fassen, hat sich bewährt. Es ermöglichte den Projektteams und den Steuerungsgruppen ein systematisches Bearbeiten der Inhalte und gewährleistete Transparenz gegenüber der Belegschaft und externen PartnerInnen.

Umsetzung von gesundheitsfördernden Maßnahmen

Die Umsetzung der BGF-Maßnahmen erfolgte von September 2003 bis Juni 2005. Insgesamt wurden in beiden Organisationen 44 organisationsspezifische bzw. -übergreifende Maßnahmen in vier thematischen Subprojekten (Gesundheit und Wohlbefinden, Arbeitsorganisation und Kommunikation, Gesund führen, direkte Pflege- und Betreuungsarbeit) umgesetzt.

Subprojekt „Gesundheit und Wohlbefinden"

Das Subprojekt „Gesundheit und Wohlbefinden" hatte zum Ziel, die MitarbeiterInnen für das Thema Gesundheit zu sensibilisieren und ein im Arbeitsalltag nutzbares Gesundheitsangebot zur Förderung individueller und kollektiver Gesundheitspotenziale zu setzen. Wichtig war auch, Maßnahmen zu überlegen, wie bestehende Hemmschwellen zu den Präventivkräften abgebaut werden können. Es wurden z. B. folgende Maßnahmen umgesetzt:

- Einführung der „G'sunden Abrechnungstage" (siehe Kap. 5.5.)
- Durchführung von „Gesundheitsstraßen"
- Durchführung des MitarbeiterInnen-Forums „Gesundheit" und Aufbereitung der Ergebnisse in der Broschüre „Das hält mich gesund! Was hält dich gesund?"
- Frauenspezifische Seminarreihe „In der Balance" (organisationsübergreifend)

Subprojekt „Arbeitsorganisation und Kommunikation"

Im Subprojekt „Arbeitsorganisation und Kommunikation" sollten Maßnahmen umgesetzt werden, die dazu beitragen, die Informationsstrukturen und Kommunikationsmöglichkeiten zu verbessern. Es wurden z. B. folgende Maßnahmen umgesetzt:

- Einrichtung persönlicher Postfächer für alle MitarbeiterInnen
- Einsatz von zwei Case-ManagerInnen zur Unterstützung der HeimhelferInnen
- Teamentwicklungsprozess „Pflege"
- Seminarangebote für TeamleiterInnen
- Adaptierung berufsgruppenspezifischer Leitfäden

Subprojekt „Gesund führen"

Das Subprojekt „Gesund führen" sollte zur Entlastung der Führungskräfte und TeamleiterInnen beitragen, Reflexionsmöglichkeiten schaffen und beide Gruppen in ihrer wichtigen Funktion für die BGF unterstützen. Es wurden z. B. folgende Maßnahmen umgesetzt:

- Führungskräfteseminar „BGF als Managementinstrument" (organisationsübergreifend)
- Coachingangebot für Führungskräfte
- Coachinggruppen für TeamleiterInnen
- Integration von BGF in Qualitätspolitik bzw. Leitbild

Subprojekt „Direkte Pflege- und Betreuungsarbeit"

Im Subprojekt „Direkte Pflege- und Betreuungsarbeit" wurden Maßnahmen zusammengefasst, die zum Ziel hatten, die persönlichen und beruflichen Handlungskompetenzen der MitarbeiterInnen zu stärken. Darüber hinaus sollten bestehende Unterstützungsressourcen besser nutzbar gemacht bzw. neue geschaffen werden. Es wurden z. B. folgende Maßnahmen umgesetzt:

- Wiederaufnahme des Supervisionsangebots
- Anpassung von Fortbildungsinhalten
- Gestaltung von Info-Blättern zu Unterstützungsmöglichkeiten
- Einbezug erfahrener HeimhelferInnen in Ergonomieschulungen

Die Steuerung der Umsetzungsprozesse war nicht immer ohne Schwierigkeiten möglich. So mussten beispielsweise mehrfach Anpassungen des Maßnahmenplans an die veränderten Gegebenheiten in den Organisationen (laufende Umstrukturierungen) vorgenommen werden. Ursprünglich war vorgesehen, die Verantwortung für die Umsetzung der einzelnen Subprojekte auf Verantwortliche in den jeweiligen operativen Bereichen zu übertragen, dort Verbindlichkeiten herzustellen und als Projektteam nur eine initiierende, begleitende und dokumentierende Rolle einzunehmen. Dies gelang u. a. aufgrund mangelnder zeitlicher Ressourcen der Verantwortlichen nur begrenzt. Die Verantwortung für die Umsetzung und die Steuerung des Prozesses lag damit stark in den Händen der Projektteams der BGF-Teilprojekte.

Aus finanziellen und organisatorischen Gründen konnten nicht alle der ursprünglich geplanten Maßnahmen realisiert werden (z. B. Anschaffung von Diensthandys, Ausweitung von Teambesprechungen, Schaffung einer zufriedenstellenden Parkscheinregelung für Pflegekräfte, Bereitschaftsdienst am Wochenende). Jene Maßnahmenvorschläge, deren Umsetzung zwar in den Steuerungsgruppen beschlossen wurde, die aber innerhalb der Projektlaufzeit nicht umgesetzt werden konnten, wurden in eine To-Do-Liste aufgenommen und den Verantwortlichen bei Projektabschluss zur weiteren Bearbeitung übergeben.

Evaluation

Das Modellprojekt wurde prozessbegleitend und ergebnisbezogen von diepartner.at, Sozial- und Gesundheitsmanagement GmbH, von April 2003 bis Mai 2005 evaluiert. Durch den Entwicklungscharakter der BGF-Teilprojekte traten Vorgehensweisen klassischer Wirkungsanalysen in den Hintergrund. Für die Evaluation wurden daher stärker prozessorientierte Methoden angewendet, wie z. B. Besprechungen mit den Projektverantwortlichen, Auswertung von Protokollen und Berichten, schriftliche Befragungen der Zielgruppe, Interviews mit Schlüsselpersonen und ZielgruppenvertreterInnen.

Zu *Beginn des Evaluationsprozesses* wurde in Zusammenarbeit von Evaluationsteam, Projektteam und Modul-Steuerungsgruppe ein Evaluationskonzept erarbeitet, das Ziele, Beurteilungskriterien und die Methoden beinhaltete, mittels derer das Modellprojekt evaluiert werden sollte. Zudem wurden EntscheidungsträgerInnen anderer Organisationen zu ihren Erwartungen an das Modellprojekt befragt.

Die *Zwischenevaluation* sollte bereits während der Projektlaufzeit eine Standortbestimmung ermöglichen und den Steuerungsgruppen und dem Projektteam Ansatzpunkte zur Optimierung der Projektarbeit rückmelden. Für die Zwischenevaluation wurden die MitarbeiterInnen (Fragebogenerhebung) sowie Führungskräfte und weitere Schlüsselpersonen (Interviews) beider Organisationen, darüber hinaus auch externe ExpertInnen (Interviews) befragt.

Die *Ergebnisevaluation* sollte aufzeigen, welche Wirkungen durch das Modellprojekt erzielt werden konnten, welche Erfahrungen und Erkenntnisse sich für zukünftige ähnliche Projekte ableiten lassen, in wie weit die BGF-Qualitätsanforderungen bei der Entwicklung und Umsetzung des Modells erfüllt wurden und wofür die Fördergelder eingesetzt wurden. Für die Ergebnisevaluation wurden die MitarbeiterInnen (Fragebogenerhebung) sowie Führungskräfte, weitere Schlüsselpersonen und die Leiterinnen der Teilprojekte (Interviews) befragt. Darüber hinaus wurden externe ExpertInnen und politische EntscheidungsträgerInnen kontaktiert sowie Dokumente, Berichte, Protokolle und Monitoringdaten analysiert.

6.5 Ergebnisse des Modellprojekts und der Evaluation

Die Ergebnisse der Evaluation zeigen, dass sich das Modellprojekt als geeignet erweisen hat, verhaltens- und verhältnisorientierte gesundheitsförderliche Veränderungen im Bereich der mobilen Pflege und Betreuung zu entwickeln und umzusetzen (Grillich und Neudorfer 2005). Im Rahmen der Evaluation wurden vorrangig jene Effekte überprüft, die auch plausibel auf die Interventionen zurückgeführt werden können. Langfristige, personenbezogene Effekte von BGF-Maßnahmen sind prinzipiell schwer zu identifizieren, da viele Einflüsse im Lebensumfeld auf diese Effekte einwirken. Für das Modellprojekt ist auch anzunehmen, dass die Umstrukturierungen, die während der Projektlaufzeit in beiden Organisationen stattgefunden haben, ebenfalls auf diese Effekte Einfluss nehmen. Die Wirkungen des Modellprojekts können daher nur schwer von den Wirkungen der Umstrukturierungen getrennt werden. Zu berücksichtigen ist, dass sich die Evaluation auf die erzielten Wirkungen innerhalb der Projektlaufzeit beschränkte und damit keine langfristigen Wirkungen erfassen konnte.

Folgende wesentliche Ergebnisse konnten erzielt werden:

- Sensibilisierung für das Thema Gesundheit bei MitarbeiterInnen und Führungskräften
- Aufzeigen von Anforderungen, Belastungen und Ressourcen der MitarbeiterInnen und Ableitung von Handlungsbedarf und -möglichkeiten
- Verbesserte Wahrnehmung der Präventivdienste durch die MitarbeiterInnen
- Schaffung von „Kommunikationsräumen" durch neue Arbeits- und Austauschformen
- Verbesserungen der Arbeitsorganisation durch Klärung von Zuständigkeiten und Verringerung von Spannungen mit Vorgesetzten bzw. KollegInnen

6.6 Sicherung der Nachhaltigkeit

Im gesamten Projektverlauf wurde darauf geachtet, die BGF-Maßnahmen und Strukturen so zu entwickeln, dass sie auch nach Projektende weiter wirken können und die Nachhaltigkeit des Projekts sichern. Voraussetzung für die Nachhaltigkeit von BGF-Projekten ist aber letztlich das nachhaltige Bemühen der betrieblichen AkteurInnen um die gesundheitsförderliche Gestaltung von Strukturen und Prozessen. Nachhaltige Projektergebnisse konnten auf folgenden Ebenen erzielt werden (vgl. Grillich und Neudorfer 2005):

- Verankerung von BGF in den Organisationen
- Integration einzelner Maßnahmen in die betrieblichen Routinen
- Initiierung einer organisationsübergreifenden BGF-Plattform im Dachverband Wiener Sozialeinrichtungen

Die Integration einer BGF-Maßnahme in bestehende Organisationsstrukturen und -prozesse ist mit den „G'sunden Abrechnungstagen" besonders gut gelungen. Sie illustrieren, dass nicht jede BGF-Maßnahme mit hohem finanziellem Aufwand verbunden ist, sondern dass Bestehendes auch neu – im Sinne der Gesundheitsförderung – genutzt werden kann (vgl. Spicker 2005).

6.7 Interne Öffentlichkeitsarbeit

Die Teilprojekte waren von einer umfassenden betrieblichen Öffentlichkeitsarbeit begleitet. Ziel war, den BGF-Prozess für die MitarbeiterInnen von Beginn an transparent und nachvollziehbar zu machen, sie über die Projektaktivitäten zu informieren und Kontakt- und Beteiligungsmöglichkeiten zu schaffen. Vor allem in der Phase der Maßnahmenentwicklung und -umsetzung war es wichtig, neben den „sichtbaren" auch die „unsichtbaren" strukturellen Maßnahmen aufzuzeigen, die erst mittel- bis längerfristig wirksam werden können. AußendienstmitarbeiterInnen in der mobilen Pflege und Betreuung sind eine prinzipiell schwierig zu erreichende Zielgruppe. Das Auffinden geeigneter Informations- und Kommunikationswege erforderte daher einige Kreativität.

Folgende Aktivitäten zur internen Öffentlichkeitsarbeit wurden gesetzt:

- Projektpräsentationen für die mittlere Führungsebene
- 20 Präsentationen in den Sprengeln bzw. sozialen Stützpunkten in der Projektstartphase (2002)
- pro Organisation eine eigens konzipierte Projektzeitung (quartalsweise)
- Nutzung vorhandener Strukturen (MitarbeiterInnen-Zeitung, Intranet, Informationsaushänge, Teambesprechungen, Arbeitsschutzausschuss, Betriebsversammlung)
- zwei Veranstaltungen zur Präsentation der Analyseergebnisse, Workshops (2003)
- zwei Projekt-Info-Tage (2004)
- Verbreitung von Ergebnisberichten (Gesundheitszirkel-Berichte, Gesundheitsberichte, Abschlussberichte)

- persönliche Kontakte
- zwei betriebliche Abschlussveranstaltungen (2005)

Bereits die Ergebnisse der Zwischenevaluation zeigten, dass die MitarbeiterInnen erreicht werden konnten und sich die Öffentlichkeitsarbeit und der damit verbundene hohe zeitliche Aufwand in einem hohen Bekanntheitsgrad der Teilprojekte (über 90 %) widerspiegelten. Wichtigste Informationsquelle und unerlässlich für die Akzeptanz waren die zielgruppengerecht gestalteten Projektzeitungen.

6.8 Erfolgsfaktorenu nd Stolpersteine

Das dreijährige Modellprojekt war im Zuge der Umsetzung mit förderlichen aber auch erschwerenden Bedingungen konfrontiert. Die wichtigsten Erfolgsfaktoren und Stolpersteine werden im Folgenden angeführt (vgl. Grillich und Neudorfer 2005; Spicker 2005).

Förderliche Bedingungen:

- Finanzierung mit Fördergeldern machten die Umsetzung in diesem Umfang möglich
- Projektlaufzeit von drei Jahren stellte die für die Kernprozesse (Analyse, Planung, Umsetzung, Evaluation) notwendigen Zeiträume zur Verfügung
- Commitment der Geschäftsführung und Führungskräfte trug in der Phase der betrieblichen Umstrukturierungen zum positiven Projektfortgang bei
- externe BGF-ExpertInnen unterstützten das Projekt in „heiklen" Phasen und trugen zu Know-how-Gewinn bei
- externe Evaluation bot eine Außensicht auf das Projekt und gab nützliche Impulse und Rückmeldungen

Erschwerende Bedingungen:

- betriebliche Umstrukturierungen in beiden Organisationen während der Projektlaufzeit erschwerten die Projektdurchführung
- sehr begrenzte finanzielle Ressourcen verhinderten die Umsetzung von kostenintensiveren BGF-Maßnahmenvorschlägen
- begrenzte Kommunikations- und Informationsstrukturen erschwerten den Kontakt zur Zielgruppe
- viele Problemursachen liegen nicht in der innerbetrieblichen Arbeitsgestaltung sondern in überbetrieblichen Rahmenbedingungen begründet; daraus resultiert, dass diese Themen nur begrenzt in den Organisationen bearbeitet werden können

6.9 Lernerfahrungen

Zusammenfassend lassen sich aus den Erfahrungen im Modellprojekt die nachfolgend genannten Schlüsse ziehen. Ihre Einbeziehung kann in ähnlichen Projekten hilfreich sein (vgl. Spicker 2006).

- BGF in der mobilen Pflege und Betreuung ist vor allem ein Prozess der Organisationsentwicklung und des gemeinsamen Lernens.
- Um die Gesundheit von MitarbeiterInnen zu fördern, ist die Einbeziehung der Bedingungen, unter denen mobile Pflegearbeit geleistet wird, wichtig.
- Die im BGF-Prozess eingesetzten Methoden müssen auf den spezifischen Kontext zugeschnitten sein. Für den Bereich der mobilen Pflege und Betreuung haben sich Methoden, Instrumente und Maßnahmen bewährt, die Raum für Kommunikation und Austausch schaffen und soziale Ressourcen fördern.
- BGF ist dann erfolgreich, wenn sie in laufende Veränderungsprozesse integriert werden kann und ein Mindestmaß an finanziellen und personellen Ressourcen zur Verfügung steht.
- Ein ressourcenschonendes Vorgehen wird ermöglicht, wenn bestehende Strukturen im Sinne der Gesundheitsförderung genutzt werden.
- Die Arbeit mit AußendienstmitarbeiterInnen im Rahmen von BGF erfordert spezifische Strategien der Zielgruppenerreichung. Der Mehraufwand besteht vor allem darin, passende Vorgehensweisen zu finden und gegebenenfalls neue Strukturen aufzubauen, um sowohl eine ausreichende Information aller als auch Rückmeldungen zu ermöglichen.
- BGF-Anliegen in der mobilen Pflege und Betreuung sind nicht immer innerbetrieblich lösbar, da viele Belastungsursachen nicht in der betrieblichen Arbeitsgestaltung, sondern in überbetrieblichen Bedingungen begründet liegen. Erforderlich ist daher die Schaffung überbetrieblicher Rahmenbedingungen, welche die Entwicklung gesundheitsförderlicher Strukturen in den Anbieterorganisationen unterstützen. Dadurch wird aktives und gezieltes Engagement für BGF innerhalb der Organisationen selbst erst ermöglicht und realisierbar.

Kapitel 7

Praktische Hilfen

7.1 BGF-Netzwerkei nÖ sterreich, Deutschland und der Schweiz

Österreichisches Netzwerk für Betriebliche Gesundheitsförderung

Das Österreichische Netzwerk für Betriebliche Gesundheitsförderung (www.netzwerk-bgf.at) wird von der Oberösterreichischen Gebietskrankenkasse als Kontaktstelle koordiniert. Die Regionalstellen in den Bundesländern werden mit Ausnahme Vorarlbergs (Fonds Gesundes Vorarlberg) und der Steiermark (Versicherungsanstalt des Österreichischen Bergbaues in der Steiermark) von den jeweiligen Gebietskrankenkassen betreut.[27]

Das Österreichische Netzwerk für Betriebliche Gesundheitsförderung unterstützt Unternehmen, die BGF durchführen möchten. Das Angebot umfasst:

- allgemeine Information und Beratung
- Beratung bei grundsätzlichen Projektentscheidungen (Zielformulierungen, Projektplanerstellung, Projektvereinbarungen etc.)
- Mitarbeit in der Steuerungsgruppe
- Krankenstandsauswertungen in der Analysephase
- Gesundheitsangebote und Seminare in der Maßnahmendurchführung
- Unterstützung der Öffentlichkeitsarbeit für ein BGF-Projekt
- wiederholte Krankenstandsauswertungen und Belegschaftsbefragungen
- Hilfestellung bei der Einrichtung eines dauerhaften Sicherheits- und Gesundheitsmanagements
- zum Teil finanzielle Unterstützung (Wiener Gebietskrankenkasse, Fonds Gesundes Vorarlberg)

[27] Mit der 1992 in Kraft getretenen 50. ASVG-Novelle wurde „Gesundheitsförderung" in den Leistungskatalog der Krankenversicherungen aufgenommen. Die Leistung ist als „Pflichtaufgabe" definiert, d. h. sie kann, muss aber nicht erbracht werden.

Auf der Webseite finden Interessierte:

- Datenbank mit durchgeführten bzw. laufenden BGF-Projekten
- Pool von GesundheitszirkelmoderatorInnen
- Online-Bibliothek mit wichtigen BGF-Dokumenten
- Newsletter-Archiv
- Informationen zum „Preis für betriebliche Gesundheitsförderung"
- Veranstaltungshinweise

AnsprechpartnerInnen

Koordinationsstelle

Oberösterreichische Gebietskrankenkasse
Elfriede Kiesewetter
Abteilung Gesundheitsförderung und Vorsorgemedizin
4021 Linz, Gruberstraße 77
Telefon: +43 (0) 732/78 07-25 79
E-Mail: elfriede.kiesewetter@ooegkk.at
Internet: www.netzwerk-bgf.at

Regionalstellen

Wiener Gebietskrankenkasse
Eva-Maria Baumer
Abteilung Gesundheitspolitik und Prävention
1100 Wien, Wienerbergstraße 15-19
Telefon: +43 (01) 60122-37 77
E-Mail: eva-maria.baumer@wgkk.sozvers.at
Internet: www.wgkk.at

Niederösterreichische Gebietskrankenkasse
Leo Manseder
3100 St. Pölten, Dr.-Karl-Renner-Promenade 14-16
Telefon: +43 (05) 0899-6215
E-Mail: leo.manseder@noegkk.at
Internet: www.noegkk.at

Burgenländische Gebietskrankenkasse
Dr^{in} Brigitte Fritz
7000 Eisenstadt, Esterhazyplatz 3
Telefon: +43 (0) 2682/608-1060
E-Mail: brigitte.fritz@bgkk.at
Internet: www.bgkk.at

Versicherungsanstalt für Eisenbahnen und Bergbau (Steiermark)
Mag[a] Beate Atzler
8044 Graz, Haideggerweg 1
Telefon: +43 (0) 316/391-102 717
E-Mail: beate.atzler@vaebb.at
Internet: www.vaeb.at

Kärntner Gebietskrankenkasse
Claudia Stumpfl
9021 Klagenfurt, Kempfstraße 8
Telefon: +43 (050) 5855-2122
E-Mail: gesundheitsfoerderung@kgkk.at
Internet: www.kgkk.at

Salzburger Gebietskrankenkasse
Zeisberger Elisabeth
5024 Salzburg, Faberstraße 19-23
Telefon: +43 (0) 662/8889-385
E-Mail: elisabeth.zeisberger@sgkk.sozvers.at
Internet: www.sgkk.at

Tiroler Gebietskrankenkasse
Peter Frizzi
6020 Innsbruck, Klara-Pölt-Weg 2
Telefon: +43 (0) 59160-1711
E-Mail: peter.frizzi@tgkk.at
Internet: www.tgkk.at

Fonds Gesundes Vorarlberg
Reinhard Sonderegger
6832 Röthis, Interpark Focus 1
Telefon.: +43 (0) 5523/52 176-24
E-Mail: fonds.gesundes.vorarlberg@vol.at
Internet: www.rundumgsund.org

Fonds Gesundes Österreich

Der Fonds Gesundes Österreich (FGÖ), seit 2006 ein Geschäftsbereich der Gesundheit Österreich GmbH, ist die zentrale Kontakt- und Förderstelle für Gesundheitsförderung in Österreich. Auf Basis des Gesundheitsförderungsgesetzes 1998 sind seine wesentlichen Aufgabenfelder: Förderung von praxisorientierten und wissenschaftlichen Projekten zur Gesundheitsförderung, Strukturaufbau, Fort- und Weiterbildung, Vernetzung, Information und Aufklärung.

Das Angebot des Fonds Gesundes Österreich umfasst:

- Mitfinanzierung von praxisorientierten Projekten der betrieblichen Gesundheitsförderung
- Hilfestellung bei Projektentwicklung, -abwicklung, -abrechnung und Öffentlichkeitsarbeit
- Vermittlung von externen ModeratorInnen, FachexpertInnen und PartnerInnen für Projekte in Kooperation mit dem Österreichischen Netzwerk für betriebliche Gesundheitsförderung
- Finanzierung und Mitfinanzierung von Ausbildungen und Fortbildungsveranstaltungen in Kooperation mit der Nationalen Kontaktstelle des Österreichischen Netzwerks für betriebliche Gesundheitsförderung
- Vernetzung und Wissensvermittlung
- Bildungsnetzwerk
- Lehrgang „Qualitätsmanagement in der Gesundheitsförderung"

Auf der Webseite finden sich Informationen zu:

- Projektförderung
- abgeschlossene und laufende Projekte
- Veranstaltungen
- Fortbildung
- Publikationen
- Inhaltliches zur Gesundheitsförderung
- Links

Kontakt

Fonds Gesundes Österreich
1150 Wien, Mariahilfer Straße 176/5
Telefon: +43 (01) 895 04 00
E-Mail: gesundes.oesterreich@fgoe.org
Internet: www.fgoe.org

Deutsches Netzwerk für Betriebliche Gesundheitsförderung

Das Deutsche Netzwerk für Betriebliche Gesundheitsförderung (www.dnbgf.de) ist die nationale Kontaktstelle des Europäischen Netzwerkes für Betriebliche Gesundheitsförderung (www.enwhp.org) und wird vom BKK Bundesverband koordiniert. Die Webseite www.dnbgf.de bietet neben allgemeinen Informationen spezielle Foren zu unterschiedlichen Arbeitswelten, wie

- Großbetriebe und Klein- und Mittelunternehmen
- Öffentlicher Dienst
- Gesundheitsversorgung und Wohlfahrtspflege
- Bildung und Erziehung
- Arbeitsmarktintegration und Gesundheitsförderung

Kontakt

BKK Bundesverband
45128 Essen, Kronprinzenstraße 6
Telefon: +49 0201-179-1475
E-Mail: dnbgf@bkk-bv.de
Internet: www.bkk.de

Stiftung Gesundheitsförderung Schweiz

Die Gesundheitsförderung Schweiz (www.gesundheitsfoerderung.ch) wird als Stiftung von sämtlichen Kantonen und Krankenversicherungsanstalten getragen. Ziel der Stiftung ist es, Maßnahmen zur Gesundheitsförderung und zur Verhütung von Krankheiten zu initiieren und zu koordinieren sowie die Finanzierung zu regeln. Die von der Stiftung betriebene Website www.quint-essenz.ch bietet umfangreiche Informationen zu Qualitätsentwicklung in Prävention und Gesundheitsförderung und richtet sich an Personen, die sich mit der Planung und Durchführung von Projekten in diesen Bereichen beschäftigen. Seit 2007 ist die Stiftung die schweizerische Kontaktstelle des Europäischen Netzwerks für Betriebliche Gesundheitsförderung.

Kontakt

Gesundheitsförderung Schweiz
1003 Lausanne, Av. de la Gare 52
Telefon: +41 (0)21 345 15 15
E-Mail: office@promotionsante.ch
Internet: www.promotionsante.ch

7.2 Nützliche Links

Österreich

- Österreichisches Netzwerk für BGF: www.netzwerk-bgf.at
- Fonds Gesundes Österreich: www.fgoe.org
- SozialpartnerInnen-Initiativen: www.arbeitundgesundheit.at und www.arbeitundalter.at

Deutschland

- Deutsches Netzwerk für Betriebliche Gesundheitsförderung: www.dnbgf.de
- INQA-Initiativkreis „Gesund Pflegen": www.inqa.de
- Initiative „Menschen pflegen": www.menschen-pflegen.de
- Bundesanstalt für Arbeitschutz und Arbeitsmedizin: www.baua.de
- Bundeszentrale für gesundheitliche Aufklärung: www.bzga.de
- Initiative „Gesundheit und Arbeit": www.iga-info.de
- Zukunftsfähige Arbeitsforschung: www.zukunftsfaehige-arbeitsforschung.de

Schweiz

- Stiftung Gesundheitsförderung Schweiz: www.gesundheitsfoerderung.ch
- Quintessenz: www.quint-essenz.ch
- KMU vital: www.kmu-vital.ch
- Projektdatenbank: www.healthproject.ch
- AkteurInnen-Datenbank: www.healthorg.ch

7.3 Checklisten

Reflexion: Partizipation, Integration, Projektmanagement, Ganzheitlichkeit

Vorprojektphase

Wurden in der Kostenplanung die Beteiligungsmöglichkeiten für die MitarbeiterInnen berücksichtigt und kalkuliert? (Partizipation)

Konnten die wesentlichen betrieblichen AkteurInnen für das BGF-Vorhaben gewonnen werden? (Integration)

Wurde eine adäquate Projektstruktur eingerichtet (Projektleitung und -team, Steuerungsgruppe)? (Projektmanagement)

Ist es gelungen, ein gemeinsames Bild über BGF und seinen ganzheitlichen Ansatz zu schaffen? (Ganzheitlichkeit)

Ist-Analyse

Wurde allen MitarbeiterInnen ermöglicht, an der Ist-Analyse teilzunehmen? (Partizipation)

Inwieweit konnte auf schon bestehende Instrumente zurückgegriffen werden? (Integration)

Sind alle erhobenen Informationen systematisch aufbereitet und dokumentiert? (Projektmanagement)

Wurden sowohl gesundheitliche Belastungen als auch Ressourcen erhoben? (Ganzheitlichkeit)

Planung

Wurden MitarbeiterInnen in die Planung der BGF-Maßnahmen einbezogen? (Partizipation)

Können die geplanten Maßnahmen in bestehende Abläufe integriert werden? (Integration)

Wurden Projektmanagement-Methoden für den Planungsprozess eingesetzt? (Projektmanagement)

Stehen die entwickelten Maßnahmen in einem ausgewogenen Verhältnis zwischen Verhaltens- und Verhältnisorientierung? (Ganzheitlichkeit)

Umsetzung
Wurden die MitarbeiterInnen in die Umsetzung adäquat eingebunden? (Partizipation)
Wurden jene betrieblichen AkteurInnen eingebunden, die die Nachhaltigkeit der Maßnahmen unterstützen können? (Integration)
Wurde die Maßnahmenumsetzung systematisch ausgewertet und kontinuierlich verbessert? (Projektmanagement)
Wird bei der Umsetzung ein belastungsreduzierender und ressourcenstärkender Ansatz verfolgt? (Ganzheitlichkeit)

Evaluation
Waren die MitarbeiterInnen in die Evaluation eingebunden (z. B. Erhebungen, Interpretation der Ergebnisse)? (Partizipation)
Hat die Vorgehensweise der Evaluation einen Lern- und Entwicklungsprozess in der Organisation initiiert und gefördert? (Integration)
Wie können die Erfahrungen für andere Projekte nutzbar gemacht werden (interner Wissenstransfer)? (Projektmanagement)
Wurden sowohl Strukturen, Prozesse und Ergebnisse evaluiert? Inwieweit konnten persönliche und soziale Ressourcen der MitarbeiterInnen gestärkt werden? (Ganzheitlichkeit)

Quelle: eigene Darstellung

Fragen zur Überprüfung des Gender-Aspekts[28]

Vorprojektphase
Wie sieht das Geschlechterverhältnis in unserer Organisation aus? Gibt es hier Unterschiede in den verschiedenen Berufsgruppen, Hierarchieebenen usw.?
Wie sieht die Geschlechterverteilung in der Steuerungsgruppe, im Projektteam aus?
Wie muss das Projekt gestaltet werden, damit Frauen und Männer gleichermaßen erreicht werden?
Welche Gleichstellungsziele werden in die Projektziele integriert (bezüglich der Teilhabe von Frauen und Männern/bezüglich der Gleichstellungswirkung des Projektes)?

Ist-Analyse
Werden alle Daten und Ergebnisse geschlechtsspezifisch erhoben und dokumentiert?
Gibt es geschlechtsspezifische Teilnahmebarrieren an den Erhebungen? Welche?
Welche geschlechtsspezifischen Ungleichheiten bestehen im Interventionsbereich des Projektes?
Gibt es unterschiedliche Probleme bei Frauen und Männern der Zielgruppe? Welche?

Planung
Ist die BGF-Maßnahme für Frauen und Männer gleichermaßen geeignet (z. B. zeitliche und räumliche Gestaltung)?
Wie wird sichergestellt, dass Frauen und Männer gleichermaßen vom Projekt profitieren?
Wie wird vermieden, dass durch das Projekt geschlechtsspezifische Ungleichheiten reproduziert werden?

[28] Diese Checkliste eignet sich auch für die Reflexion anderer Diversity-Kategorien, indem der Gender-Aspekt z. B. durch Alter, ethnische Herkunft, Behinderung, Familienstand oder Berufsgruppenzugehörigkeit ersetzt wird.

Umsetzung
Wie werden die gleichen Beteiligungsmöglichkeiten für Frauen und Männer sichergestellt (in der organisatorischen Gestaltung/in der Projektabwicklung)?
Sind die verwendeten Methoden, das Informationsmaterial für Frauen und Männer gleichermaßen ansprechend?
Welche zeitliche Beanspruchung haben Frauen und Männer, welche Flexibilität können sie aufbringen (z. B. aufgrund von Betreuungspflichten, Teilzeitarbeit)?

Evaluation
Werden alle Daten und Ergebnisse geschlechtsspezifisch erhoben und dokumentiert?
Wie wird die Erreichung der Gleichstellungsziele des Projekts überprüft?

Quelle: eigene Darstellung in Anlehnung an Bergmann und Pimminger 2004a; Jahn und Kolip 2002

7.4 Projektmanagement-Tools

Abb. 21 Projektumfeldanalyse (Beispiel)

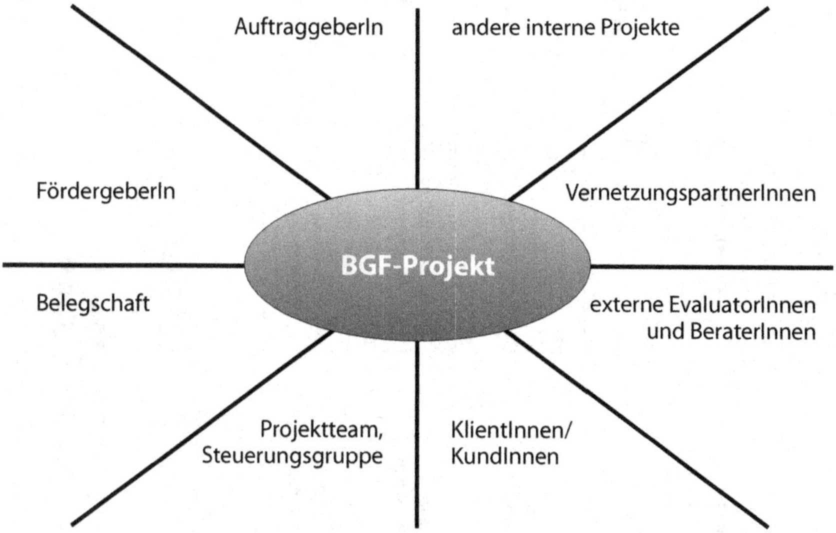

Quelle: modifiziert entnommen aus Gareis 2004

Abb. 22 Projekt-Umfeld-Beziehungen (Beispiel)

Umwelt	Potenziale	Konflikte	Maßnahmen
AuftraggeberIn			
andere interne Projekte			
VernetzungspartnerInnen			
externe EvaluatorInnen und BeraterInnen			
KlientInnen/KundInnen			
Projektteam, Steuerungsgruppe			
Belegschaft			
FördergeberIn			

Quelle: modifiziert entnommen aus Gareis 2004

Abb. 23 Projektstrukturplan (Beispiel)

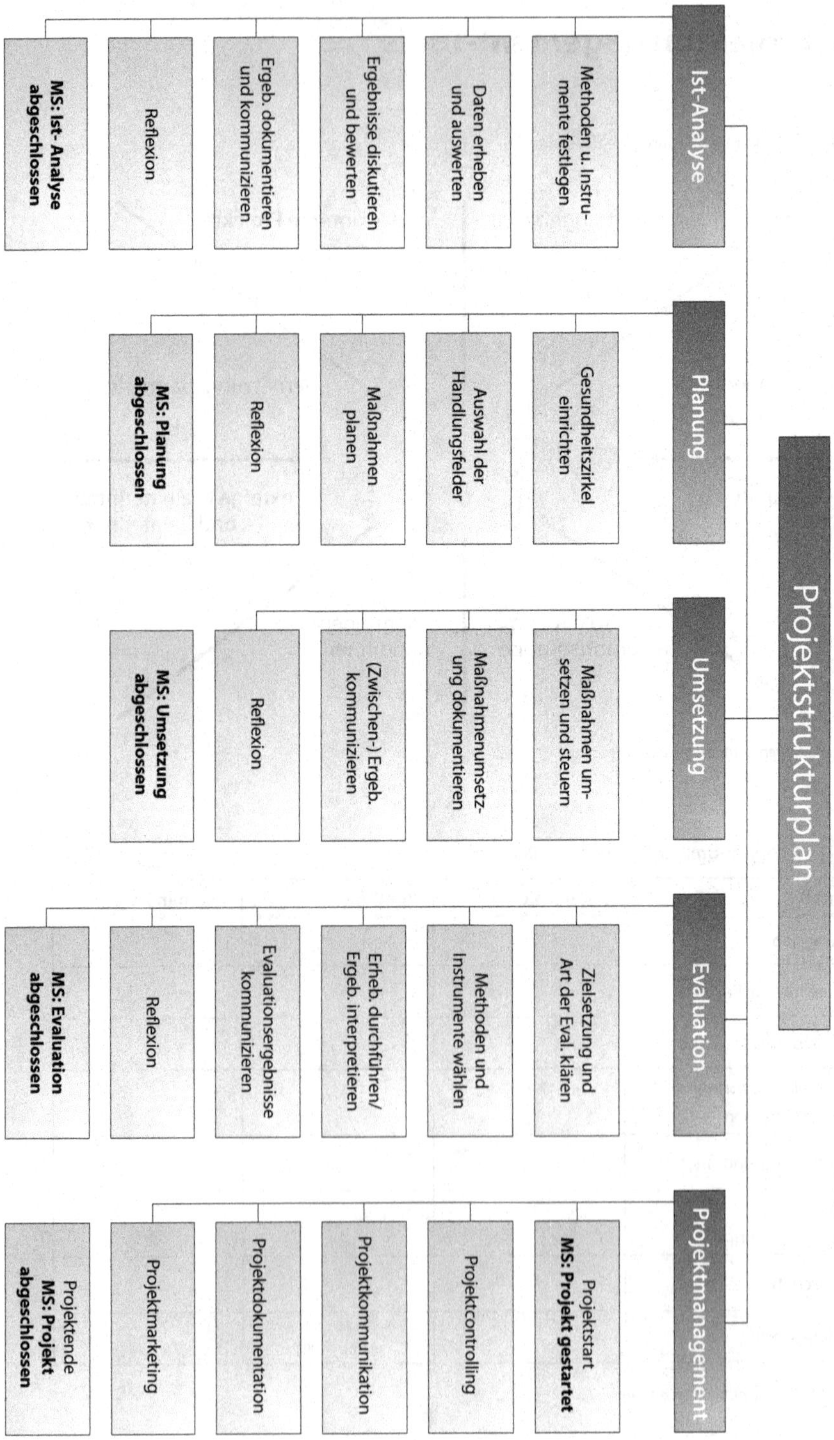

Quelle: eigene Darstellung in Anlehnung an Gareis 2004

Abb. 24 Projektphasenplan (Beispiel)

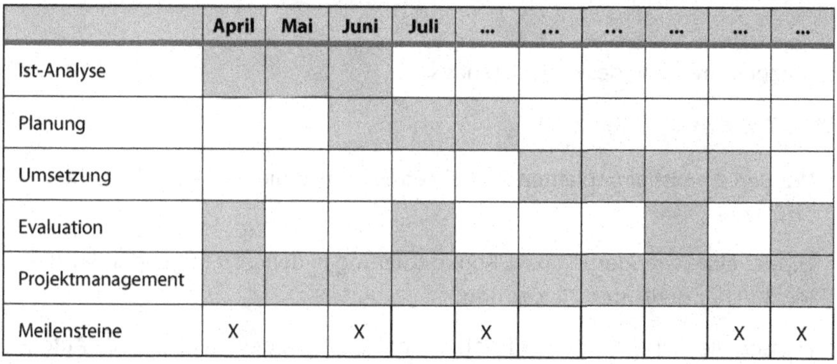

Quelle: eigene Darstellung

Abb. 25 Projektkostenplan (Beispiel)

Phase/Arbeitspaket	Kostenart	Plankosten	Istkosten	Abweichung
	■ Personal			
	■ Material			
	■ Fremdleistungen			
	■ Sonstige			
	Gesamt			
	■ Personal			
	■ Material			
	■ Fremdleistungen			
	■ Sonstige			
	Gesamt			
Projektkosten				

Quelle: modifiziert entnommen aus Gareis 2004

Abb. 26 Zwischenbericht (Beispiel)

Stand des Projektes
Kurzbeschreibung des Projektstandes

Zielsetzung
Wurden die bisher geplanten Teilziele erreicht bzw. die gestellten Aufgaben erfüllt?
Gibt es eine Veränderung bzw. Konkretisierung in den jetzt folgenden Teilzielen und der geplanten Zielsetzung?
Müssen die Zielsetzung oder Teilziele modifiziert werden? Gibt es neue Aufgaben?

Zeit
Wurde der zeitliche Ablauf bis jetzt eingehalten?
Muss der Zeitplan verändert werden?

Projektteam
Wie hat sich das Projektteam entwickelt?
Gab es personelle Veränderungen? Sind personelle Veränderungen notwendig?

Budget
Wurde das Budget für die abgeschlossene Projektphase eingehalten?
Gibt es Veränderungen/Konkretisierungen im Budget für die folgenden Projektphasen?
Muss der Budgetplan modifiziert werden?

Kritische Erfolgsfaktoren
Was kann den weiteren Ablauf des Projektes fördern bzw. gefährden?

Quelle: eigene Darstellung

7.5 Arbeitstabellen

Abb. 27 Arbeitstabelle 1 „Von den Analyseergebnissen zu Lösungsansätzen"

Analyseergebnis (Problembereich)	**Konkretisierung** Beschreibung der Einzelprobleme sowie ihrer Ursachen	**Wer ist betroffen?** In Bezug auf Berufsgruppe, Alter, Geschlecht etc.	**Quelle** Aus welcher Einzelerhebung stammt das Detailproblem?	**Lösungsansätze** Welche liegen bereits vor (z. B. aus Gesundheitszirkel)?	**Effekt** Was könnte mit dem Lösungsansatz erreicht werden?
	Detailproblem 1				
Bsp.: Zeitdruck	Detailproblem 2				
	Detailproblem 3				
…					

Quelle: eigene Darstellung

Abb. 28 Arbeitstabelle 2 „Vom Lösungsansatz zur konkreten Maßnahme"

Lösungsansatz	Maßnahme	Ziel	Zielgruppe	verhaltens-/verhältnis-orientiert?	Verantwort-lichkeit	Ressourcen	Zeitplan
Bsp.: …	Maßnahme 1						
	Maßnahme 2						
	Maßnahme 3						
	Maßnahme 4						
	…						
	…						

Quelle: eigene Darstellung

Abb. 29 Arbeitstabelle 3 „Von konkreten Maßnahmen zu Subprojekten"

Maßnahmen	Subprojekt (= Maßnahmenbündel)	Ziel(e) des Subprojekts
Maßnahme 1	A	…
Maßnahme 10		
Maßnahme 12		
Maßnahme 2	B	…
Maßnahme 4		
Maßnahme 7		
…	…	…

Quelle: eigene Darstellung

Glossar

Arbeitsbewältigungsindex(ABI)

Der Arbeitsbewältigungsindex (auch Work Ability Index, WAI, genannt) ist ein Instrument zur Erfassung des MitarbeiterInnenpotenzials. Das Instrument ist geeignet, das Risiko der vorzeitigen Berufs- oder Erwerbsunfähigkeit sowie die Bewältigungsmöglichkeiten der Arbeit mit zunehmendem Alter vorherzusagen (vgl. Ilmarinen und Tempel 2002).

Arbeitsorganisation

Arbeitsorganisation meint das geplante Zusammenwirken von Menschen und ggf. Technik zur Erreichung eines Zieles. Sofern die Organisation der Produktion von Waren und Dienstleistungen dient, geht es um die Bereitstellung von Material, Produktionsmittel, Informationen sowie Personen und der räumlichen und zeitlichen Koordination dieser Elemente. Diese Arbeitsorganisation besteht aus der Organisation der Produktion und der sozialen Organisation der MitarbeiterInnen (vgl. Bundesverband der Unfallkassen 2005).

BetrieblicheK ennzahlen

Darunter fallen betriebswirtschaftlich quantifizierbare Indikatoren, die den Zustand sowie die Entwicklung des Unternehmen beschreiben. Diese Daten werden in der Regel aus der Personalabteilung, der Arbeitsmedizin und den Krankenkassen zusammengestellt. Dazu gehören zum Beispiel Benchmarks, krankenstands- und fehlzeitenbezogene Daten, die Fluktuationsrate, Überstundenentwicklung, sowie das Fortbildungsengagement der MitarbeiterInnen (vgl. Erfkamp 2003).

Diversity

Diversity bedeutet übersetzt Vielfalt oder Unterschiedlichkeit. Die Kerndimensionen von Diversity „stellen sechs biologische und soziale Faktoren dar, die Menschen von Natur aus gegeben sind, ihre Lebenswelten prägen oder praktisch nicht veränderbar sind: Alter, Befähigung oder Behinderung, ethnisch-kulturelle Prägung, biologisches und/oder soziales Geschlecht, sexuelle Orientierung und religiöse Glaubensprägung. (...) Sie stehen nicht separat nebeneinander, sondern greifen ineinander und überlagern sich" (Stuber 2004: 17).

EFQM-Modell

Das EFQM-Modell ist „ein von der *European Foundation for Quality Management* speziell für das Gesundheitswesen modifiziertes Normenwerk, das sich am Total Quality Management orientiert und neun Elemente aufweist (Führung, Politik und Strategie, Mitarbeiterorientierung, Partnerschaften und Ressourcen, Prozesse, Kundenzufriedenheit, Mitarbeiterzufriedenheit, gesellschaftliche Verantwortung, Geschäftsergebnisse), wobei die einzelnen Elemente unterschiedlich stark gewichtet werden. Das Modell basiert auf einem Prozess der Selbstbewertung, der durch spezifische Fragen geleitet wird" (BZgA 2001a: 338).

Gender Mainstreaming

Gender Mainstreaming bezeichnet die Einbindung der Chancengleichheit von Frauen und Männern in sämtliche politischen Konzepte und wurde durch den Amsterdamer Vertrag zum offiziellen Ziel der EU-Politik gemacht.

Nach der Definition des Europarates besteht Gender Mainstreaming in der „(Re-)Organisation, Verbesserung, Entwicklung und Evaluierung politischer Prozesse mit dem Ziel, eine geschlechterbezogene Sichtweise in alle politischen Konzepte auf allen Ebenen und in allen Phasen durch alle politischen Entscheidungen beteiligten Akteure und Akteurinnen einzubeziehen" (Counsil of Europa 1998, zit. nach BZgA 2003: 45). Gender Mainstreaming ist als eine Querschnittsmaterie zu begreifen und ist gesetzlich verankert.

Geschlecht

Geschlecht wird unterteilt in ein biologisches und ein soziales Geschlecht; das biologische Geschlecht („sex") bezeichnet den biologischen Unterschied zwischen weiblichen und männlichen Körpern. Das soziale Geschlecht („gender") bezeichnet das sozial/gesellschaftlich konstruierte Geschlecht, d. h. die gesellschaftlichen Geschlechterrollen, die Vorstellungen und Erwartungen darüber, wie Frauen und Männer sind bzw. sein sollen. Die Geschlechterrollen können sich im Lauf der Zeit ändern und sind innerhalb und zwischen den Kulturen unterschiedlich. Beispiel: Es sind zwar die Frauen, die Kinder gebären, jedoch ist es nicht von biologischen, sondern von sozialen Kriterien abhängig, wer die Kinder aufzieht (Bergmann und Pimminger 2004b).

Gesundheitskultur

Gesundheitskultur meint die in Bezug auf Gesundheit bewussten oder unbewussten im Laufe der Zeit entwickelten Vorstellungen, Überzeugungen und Denkmuster, die im Verhalten und Handeln der Personen zum Ausdruck kommen.

Hauskrankenpflege

Hauskrankenpflege meint die fachlich qualifizierte Pflege von Pflege- und Betreuungsbedürftigen aller Alterstufen in deren Wohnbereich. Hauskrankenpflege umfasst u. a. die Grund- und Behandlungspflege, die Einschätzung der Pflegebedürfnisse, die Beurteilung der verfügbaren Ressourcen, die Pflegeplanung, die Beratung der KlientInnen und Angehörigen, die Betreuung Sterbender und die Unterstützung der Angehörigen (Sprengseis und Lang 2006: 260).

Heimhilfe

Das Berufbild der Heimhilfe umfasst jenen Teil der Verrichtungen in der Betreuung und Hilfe pflegebedürftiger Personen, die nicht den Pflegeberufen oder sonstigen Gesundheitsberufen vorbehalten sind. „Die Heimhelferin betreut und unterstützt Menschen aller Altersstufen bei der Haushaltsführung und den Aktivitäten des täglichen Lebens unter Ausschöpfung der Möglichkeiten und Fähigkeiten des Betreuungs- und Hilfsbedürftigen im Sinne einer Hilfe zur Selbsthilfe. Sie ist eines der Bindeglieder zwischen dem Betreuten, dessen familiären und sozialen Umfeld und anderen Betreuungspersonen." (Wiener Heimhilfegesetz 1997: 1)

Leitbild

Ein Leitbild kann als „Unternehmensverfassung" verstanden werden. Die wesentlichsten Aspekte eines Betriebes werden schriftlich zusammengefasst und beinhalten die betriebliche Werteorientierung, Geschichte, Visionen, Ziele und Zwecke (vgl. Berger et al. 2006).

Maßnahme

Maßnahme beschreibt eine von der Zielsetzung abgeleitete systematisch umgesetzte Aktivität. Im Rahmen von BGF werden Maßnahmen basierend auf den Ergebnissen der Analyse in der Planungsphase entwickelt und in der Interventionsphase umgesetzt und begleitet (vgl. Gesundheitsförderung Schweiz 2005a).

Mobile Pflege und Betreuung

Darunter werden jene Dienstleistungen im Rahmen der sozialen Dienste subsumiert, die pflege- und betreuungsbedürftigen Personen einen möglichst langen Verbleib zu Hause ermöglichen, wie Behandlungs- und Grundpflege, Heimhilfe, Hilfestellung bei der Haushaltsführung, Essen auf Rädern, Besuchsdienste, Fahrtendienste, therapeutische Dienste usw. (Sprengseis und Lang 2006: 260).

MultiplikatorInnen

Als MultiplikatorInnen bezeichnet man Personen bzw. Institutionen, die Informationen weiterleiten und zur Verbreitung des Wissens beitragen; dadurch können BGF-Projekte langfristig unterstützt und verstärkt werden (vgl. BZgA 2003).

Non-Profit-Organisationen (NPO)

NPO's können durch fünf Merkmale abgegrenzt werden: Minimum an formaler Struktur, NPO muss privat sein (eine Finanzierung durch öffentliche Mittel ist allerdings erlaubt), Gewinnausschüttungsverbot, Selbstverwaltung, gewisses Ausmaß an ehrenamtlicher Arbeitsleistung (Anheier und Salamon 1992, zit. nach Simsa et al. 2004: 17f).

Pflegehilfe

Pflegehilfe umfasst die Betreuung pflegebedürftiger Menschen zur Unterstützung von Angehörigen des gehobenen Dienstes für Gesundheits- und Krankenpflege und ÄrztInnen. Der Tätigkeitsschwerpunkt liegt in der Durchführung von pflegerischen Maßnahmen und der Mitarbeit bei therapeutischen und diagnostischen Verrichtungen einschließlich der sozialen Betreuung der KlientInnen und der Durchführung hauswirtschaftlicher Tätigkeiten (Weiss-Faßbinder und Lust 2000: 145).

Qualität

„Qualität ist die Gesamtheit der Eigenschaften, die eine Sache geeignet machen, festgelegte oder vorausgesetzte Erfordernisse zu erfüllen. Bei der Sache kann es sich um ein Artefakt (Produkt oder Dienstleistung) oder um natürliche Dinge handeln. Die Erfordernisse können sich auf Aspekte wie Leistung, Brauchbarkeit, Zuverlässigkeit (Verfügbarkeit, Funktionsfähigkeit, Fähigkeit zur Instandhaltung), Sicherheit, Umweltverträglichkeit, Wirtschaftlichkeit und Ästhetik beziehen. Es gibt eine prozessbezogene, produzentenbezogene, produktbezogene und kundenbezogene Qualität." (Pfaff 2001)

Qualitätsmanagement

Unter Qualitätsmanagement (QM) versteht man die Gesamtheit an Maßnahmen zur Planung, Steuerung und Überwachung der Qualität der betrieblichen Leistungsprozesse. Diese haben die systematische Umsetzung von Maßnahmen der Qualitätssicherung und -entwicklung in Form festgelegter Strukturen und Abläufe zum Ziel. Zu den international standardisierten Normwerken zählt zum Beispiel die DIN EN ISO 9000, welche umfangreiche Leitfäden, Normen, Begriffen und QM-Modelle beinhaltet (vgl. Sprengseis und Lang 2006; Gesundheitsförderung Schweiz 2005a).

Setting

Setting bezeichnet einen Ansatz, der Gesundheitsförderung auf die Lebensbereiche, Systeme und Organisationen wie Stadt und Gemeinde, Schule, Betrieb etc. ausrichtet, in denen Menschen einen großen Teil ihrer Lebenszeit verbringen und die mit ihrem sozialen Gefüge und mit ihrer Organisationsstruktur und -kultur die Gesundheit der Einzelnen beeinflussen (BZgA 2003: 75).

Soziale Dienstleistungen

Unter sozialen Dienstleistungen versteht man personenbezogene Dienstleistungen, die der Befriedigung von Bedürfnissen im Bereich der Betreuung, der Beratung, der Behandlung und der Pflege dienen (vgl. Bachstein 2000, zit. nach Simsa et al. 2004). „Ein weiteres Merkmal von sozialen Dienstleistungen betrifft ihre Finanzierung. In der Regel tragen die EmpfängerInnen von sozialen Dienstleistungen keinen oder nur einen Teil der angefallenen Kosten der Leistung; diese werden vielmehr auf andere Institutionen überwälzt. Die den Markt bestimmende duale Tauschbeziehung zwischen ProduzentInnen und KonsumentInnen entfällt und wird durch die Dreiecksbeziehung ProduzentIn - Financier - KonsumentIn ersetzt. Die Implikationen dieser Dreiecksbeziehungen sind vielfältig. Beispielsweise wird dadurch einmal mehr die ökonomische Macht der KonsumentInnen, und damit ihre Souveränität, beschränkt. Es ist für sie beispielsweise schwer möglich auf Qualitätsverschlechterungen zu reagieren, da sie meist nicht einfach zur Konkurrenz wechseln können; ganz abgesehen davon, dass ihnen vielfach auch die nötige Fähigkeit zur Artikulation ihrer Wünsche und Beschwerden fehlt (z. B. geistig behinderte Menschen)." (Simsa et al. 2004: 24f)

Unternehmenskultur

„Unter Unternehmenskultur wird die Summe von Grundwerten (Respekt, Würde, Achtung, Toleranz) und Traditionen (verpflichtende bewährte Regeln und Rituale) verstanden. Unternehmenskultur entsteht immer durch die Kommunikation von Werten und muss von den Leitungskräften vorgelebt werden." (Berger et al. 2006: 78)

„Weiche" Kennzahlen

Darunter werden alle nicht direkt monetär messbaren Indikatoren verstanden. Dazu zählen zum Beispiel Arbeitszufriedenheit, Einsatzbereitschaft, Motivation, Angstfreiheit und Verantwortungsbewusstsein (vgl. Fritz 2006).

Literaturverzeichnis

Altgeld, Thomas, Bärbel Bächlein und Christiane Deneke (Hg.), 2006: Diversity Management in der Gesundheitsförderung. Frankfurt am Main: Mabuse Verlag.

Anheier, Helmut K. und Salamon Lester M., 1992: In Search of the Nonprofit Sector I: The Questions of Definitions. Baltimore: The John Hopkins Comparative Nonprofit Sector Project.

Antonovsky, Aaron, 1997: Salutogenese. Zur Entmystifizierung der Gesundheit. Tübingen: Deutsche Gesellschaft für Verhaltenstherapie.

AOK Bundesverband (Hg.), 2005a: Betriebliche Gesundheitsförderung. Das macht sich bezahlt! Fakten, Firmen, Erfolge. Bonn.

AOK Bundesverband (Hg.), 2005b: Wirtschaftlicher Nutzen Betrieblicher Gesundheitsförderung aus Sicht von Unternehmen. Dokumentation einer Befragung. Bonn.

ArbeitnehmerInnenschutzgesetz – ASchG, 2006: Bundesgesetz über Sicherheit und Gesundheitsschutz bei der Arbeit. Wien.

Arbeitnehmerkammer Bremen (Hg.), 2006: Die Situation der Beschäftigten in den ambulanten Pflegediensten im Land Bremen. Bericht. Bremen: Arbeitnehmerkammer Bremen.

Bachstein, Werner, 2000: Nonprofit Organisationen im Bereich sozialer Dienste: Beschäftigung und sozialpolitische Implikationen. Wien: Wirtschaftsuniversität Wien, Abteilung für Sozialpolitik.

Badelt, Christoph, 2002: Der Nonprofit Sektor in Österreich. S. 63-86. In: *Badelt, Christoph* (Hg.): Handbuch der Nonprofit-Organisation. Strukturen und Management. Stuttgart: Schäffer-Poeschel.

Badura, Berhard und Wolfgang Ritter, 1998: Qualitätssicherung in der betrieblichen Gesundheitsförderung. S. 223-235. In: *Bamberg, Eva, Antje Ducki und Anna-Marie Metz* (Hg.): Handbuch Betriebliche Gesundheitsförderung. Arbeits- und organisationspsychologische Methoden und Konzepte. Göttingen: Verlag für Angewandte Psychologie.

Badura, Bernhard und Thomas Hehlmann (Hg.), 2003: Betriebliche Gesundheitspolitik. Der Weg zur gesunden Organisation. Berlin, Heidelberg, New York: Springer Verlag.

BAG – Bundesamt für Gesundheit (Hg.), 1997: Leitfaden für die Planung von Projekt- und Programmevaluation. Bern: Bundesamt für Gesundheit.

Bamberg, Eva, Antje Ducki und Anna-Marie Metz (Hg.), 1998: Handbuch Betriebliche Gesundheitsförderung. Arbeits- und organisationspsychologische Methoden und Konzepte. Schriftenreihe Psychologie und innovatives Management. Göttingen: Verlag für Angewandte Psychologie.

Basler, Monica, 2004: Von der Betrieblichen Gesundheitsförderung zum Betrieblichen Gesundheitsmanagement: Die Integration Betrieblicher Gesundheitsförderung in das Qualitätsmanagementsystem am Beispiel einer ambulanten Pflegeeinrichtung. Zusammenfassung der Master-Thesis. Zürich: Universität Zürich.

BAuA – Bundesanstalt für Arbeitsschutz und Arbeitsmedizin (Hg.), 2004: Mitarbeiterorientiertes Führungsverhalten und soziale Unterstützungsprozesse am Arbeitsplatz. Grundzüge und Beispiele eines Informations- und Handlungskonzepts. Dortmund: BAuA Bundesanstalt für Arbeitsschutz und Arbeitsmedizin.

BAuA – Bundesanstalt für Arbeitsschutz und Arbeitsmedizin (Hg.), 2005a: Berufsausstieg bei Pflegepersonal. Arbeitsbedingungen und beabsichtigter Berufsausstieg bei Pflegepersonal in Deutschland und Europa. Schriftenreihe der Bundesanstalt für Arbeitsschutz und Arbeitsmedizin. Dortmund, Berlin, Dresden: Wirtschaftsverlag NW.

BAuA – Bundesanstalt für Arbeitsschutz und Arbeitsmedizin (Hg.), 2005b: Gute Lösungen in der Pflege. Beispiele guter Praxis einer gesundheitsgerechten und qualitätsfördernden Arbeitsgestaltung von Pflegearbeitsplätzen in Krankenhäusern, stationären Pflegeeinrichtungen und ambulanten Pflegediensten. Dortmund, Dresden: Bundesanstalt für Arbeitsschutz und Arbeitsmedizin.

Berger, Gerhard, Karla Kämmer und Andreas Zimber (Hg.), 2006: Erfolgsfaktor Gesundheit. Handbuch zum betrieblichen Gesundheitsmanagement. Band 1. Hannover: Vincentz Network.

Berger, Gerhard und Andreas Zimber, 2004: Alter(n)sgerechte Arbeitsplätze in der Altenpflege. Wege zur Stärkung der Arbeits(bewältigungs)fähigkeit (nicht nur) der älteren Mitarbeiter/innen. Stuttgart.

Bergmann, Nadja und Irene Pimminger, 2004a: Methode zur Umsetzung von Gender Mainstreaming. Die 4 GeM-Schritte. http://www.gem.or.at/download/3_Toolbox_4_GeM-Schritte.pdf (12. 01. 2007).

Bergmann, Nadja und Irene Pimminger, 2004b: PraxisHandbuch Gender Mainstreaming. Konzept, Umsetzung, Erfahrung. GeM - Koordinationsstelle für Gender Mainstreaming im ESF. Im Auftrag des Bundesministeriums für Wirtschaft und Arbeit. Wien: L&R Sozialforschung.

Bertelsmann Stiftung und Hans-Böckler-Stiftung (Hg.), 2004: Zukunftsfähige betriebliche Gesundheitspolitik. Vorschläge der Expertenkommission. Gütersloh.

BGW – Berufsgenossenschaft für Gesundheitsdienst und Wohlfahrtspflege (Hg.), 2006: Betriebliches Gesundheitsmanagement in Einrichtungen der stationären Altenpflege. Hamburg: Berufsgenossenschaft für Gesundheitsdienst und Wohlfahrtspflege.

BKK Bundesverband (Hg.), 2003a: Gesunde Mitarbeiter in gesunden Unternehmen. Erfolgreiche Praxis betrieblicher Gesundheitsförderung in Europa. Fragebogen zur Selbsteinschätzung. http://praevention.portal.bgn.de/ (17. 8. 2006).

BKK Bundesverband (Hg.), 2003b: Qualitätskriterien für die betriebliche Gesundheitsförderung. http://www.bkk.de (17. 8. 2006).

BKK Bundesverband (Hg.), 2004: Auf dem Weg zum gesunden Unternehmen. Argumente und Tipps für ein modernes betriebliches Gesundheitsmanagement. http://www.bkk.de (2. 11. 2006).

BKK Bundesverband (Hg.), 2005: Luxemburger Deklaration zur betrieblichen Gesundheitsförderung in der Europäischen Union. In der Fassung von 2005. http://www.bkk.de (17. 08. 2006).

Bundesverband der Unfallkassen (Hg.), 2005: Psychische Belastungen am Arbeits- und Ausbildungsplatz – ein Handbuch. Phänomene, Ursachen, Prävention. München: Bundesverband der Unfallkassen.

Büssing, André, Björn Giesenbauer, Jürgen Glaser und Thomas Höge, 2000: Arbeitsorganisation, Anforderungen und Belastungen in der ambulanten Pflege. Berichte aus dem Lehrstuhl für Psychologie der TU München. Bericht Nr. 55. München.

Büssing, André und Jürgen Glaser, 1999: Interaktionsarbeit: Konzept und Methoden der Erfassung im Krankenhaus. In: Zeitschrift für Arbeitswissenschaft (Themenheft: Personenbezogene Dienstleistungen - Arbeit der Zukunft) 53/1999.

BZgA – Bundeszentrale für gesundheitliche Aufklärung (Hg.), 2001a: Qualitätsmanagement in Gesundheitsförderung und Prävention. Grundsätze, Methoden und Anforderungen. Forschung und Praxis der Gesundheitsförderung. Köln.

BZgA – Bundeszentrale für gesundheitliche Aufklärung (Hg.), 2001b: Was hält Menschen gesund? Antonovskys Modell der Salutogenese. Diskussionsstand und Stellenwert. Forschung und Praxis der Gesundheitsförderung. Köln: Bundeszentrale für gesundheitliche Aufklärung.

BZgA – Bundeszentrale für gesundheitliche Aufklärung (Hg.), 2003: Leitbegriffe der Gesundheitsförderung. Schwabenheim: Fachverlag Peter Sabo.

Czeskleba, Renate, Susanne Maurer und Ingrid Reifinger, o. J.: Ältere ArbeitnehmerInnen - das verborgene Gold im Unternehmen. Arbeit alternsgerecht gestalten. Broschüre. Wien: Österreichischer Gewerkschaftsbund.

DAK-BGW (Hg.), 2000: DAK-BGW Krankenpflegereport – Arbeitsbedingungen und Gesundheit von Pflegekräften in der Bundesrepublik. Hamburg: Deutsche Angestellten-Krankenkasse und Bundesgenossenschaft für Gesundheitsdienst und Wohlfahrtspflege.

DAK-BGW (Hg.), 2006: DAK-BGW Gesundheitsreport 2006 – Ambulante Pflege. Hamburg: Deutsche Angestellten-Krankenkasse und Bundesgenossenschaft für Gesundheitsdienst und Wohlfahrtspflege.

Demmer, Hildegard, 1995: Betriebliche Gesundheitsförderung - von der Idee zur Tat. Europäische Serie zur Gesundheitsförderung, WHO-Europa. Kopenhagen, Essen: BKK Bundesverband.

Dietscher, Christina, Peter Nowak und Thomas Stidl, 2004: Gesundheitsförderndes Führen in Spitälern und Pflegeeinrichtungen. In: Factsheet 11/2004.

diversityworks (Hg.), 2007: Vom Nutzen der Vielfalt. Kompendium Diversity Management. Praxisbeispiele österreichischer Organisationen. Wien: diversityworks prove Unternehmensberatung GmbH.

Donat, Elisabeth und Ingrid Spicker, 2005: Sozialkapital in Organisationen im Kontext betrieblicher Gesundheitsförderung in der mobilen Pflege und Betreuung. Working Paper. Wien: Forschungsinstitut des Wiener Roten Kreuzes.

Donat, Elisabeth und Ingrid Spicker, 2006: Sozialkapital in Organisationen im Kontext betrieblicher Gesundheitsförderung in der mobilen Pflege und Betreuung. Ergebnisse einer ExpertInnen-Befragung. Wien: Forschungsinstitut des Wiener Roten Kreuzes.

Ducki, Antje, 1998a: Allgemeine Prozeßmerkmale betrieblicher Gesundheitsförderung. S. 135-144. In: *Bamberg, Eva, Antje Ducki und Anna-Marie Metz* (Hg.): Handbuch Betriebliche Gesundheitsförderung. Arbeits- und organisationspsychologische Methoden und Konzepte. Schriftenreihe Psychologie und innovatives Management. Göttingen: Verlag für Angewandte Psychologie.

Ducki, Antje, 1998b: Ressourcen, Belastungen und Gesundheit. S. 145-153. In: *Bamberg, Eva, Antje Ducki und Anna-Marie Metz* (Hg.): Handbuch Betriebliche Gesundheitsförderung. Arbeits- und organisationspsychologische Methoden und Konzepte. Schriftenreihe Psychologie und innovatives Management. Göttingen: Verlag für Angewandte Psychologie.

Ducki, Antje, 2000: Diagnose gesundheitsförderliche Arbeit. Eine Gesamtstrategie zur betrieblichen Gesundheitsanalyse. Zürich: vdf Hochschulverlag.

Elsigan, Gerhard und Manuela Ritter, 2006: Betriebliche Gesundheitsförderung in der Praxis - Das SWITCH-Projekt. Linz: ppm forschung + beratung.

Erfkamp, Henning, 2003: Kennzahlen im Betrieblichen Gesundheitsmanagement. S. 254-259. In: *Badura, Bernhard und Thomas Hehlmann* (Hg.): Betriebliche Gesundheitspolitik. Der Weg zur gesunden Organisation. Berlin, Heidelberg, New York: Springer Verlag.

Estryn-Behar, Madeleine, Monique Kaminski, E. Peigne, Nicolas Bonnet, E. Vaichere, Charles Gozlan, S. Azoulay und M. Giorgi, 1990: Stress at work and mental health status among female hospital workers. In: British Journal of Industrial Medicine 47/1990: S. 20-28.

Fonds Gesundes Österreich (Hg.), 2006: Arbeitsprogramm 2007. Wien: Fonds Gesundes Österreich.

French, Wendell F. und Cecil H. Bell, 1994: Organisationsentwicklung: sozialwissenschaftliche Strategien zur Organisationsveränderung. Bern, Stuttgart, Wien: Haupt UTB für Wissenschaft.

Frese, Michael, M. Erbe-Heinbokel, J. Grefe, Rybowiak V. und A. Weike, 1994: Mir ist es lieber, wenn ich genau gesagt bekomme, was ich tun muß: Probleme der Akzeptanz von Verantwortung und Handlungsspielraum in Ost und West. In: Zeitschrift für Arbeits- und Organisationspsychologie 38/1994: S. 22-33.

Fritz, Sigrun, 2006: Ökonomischer Nutzen „weicher" Kennzahlen. (Geld-)Wert von Arbeitzufriedenheit und Gesundheit. Zürich: vdf Hochschulverlag.

Gairing, Fritz, 1996: Organisationsentwicklung als Lernprozess von Menschen und Systemen. Weinheim: Deutscher Studienverlag.

Gareis, Roland, 2004: Happy Projects! Wien: Manz Verlag.

Geißler-Gruber, Brigitta, Heinrich Geißler und Jürgen Tempel, 2004: Gesunde Beschäftigte und gute Servicequalität in der ambulanten Pflege. Eine Veröffentlichung im Rahmen des deutschen PIZA-Projekts. Hamburg: Arbeit und Zukunft e.V.

Gesundheitsförderung Schweiz (Hg.), 2005a: Glossar. http://www.quint-essenz.ch/de/resources/glossary/ 5115.html (3. 11. 2006).

Gesundheitsförderung Schweiz (Hg.), 2005b: Qualitätsentwicklung in Prävention und Gesundheitsförderung: Qualitätskriterien für Projekte. http://www.quint-essenz.ch/de/files/Qualitaetskriterien_45.pdf (3. 11. 2006).

Gesundheitsförderung Schweiz (Hg.), 2005c: Quintessenz. http://www.quint-essenz.ch (3. 11. 2006).

Gesundheitsförderungsgesetz - GfG, 1998: Bundesgesetz über Maßnahmen und Initiativen zur Gesundheitsförderung, -aufklärung und -information. Wien.

Glaser, Jürgen und Thomas Höge, 2005: Probleme und Lösungen in der Pflege aus Sicht der Arbeits- und Gesundheitswissenschaften. Dortmund, Berlin, Dresden: BAuA - Bundesanstalt für Arbeitsschutz und Arbeitsmedizin.

Gregersen, Sabine, 2005: Gesundheitsrisken in ambulanten Pflegediensten. S. 183-201. In: *Badura, Bernhard, Henner Schellschmidt und Christian Vetter* (Hg.): Fehlzeitenreport 2004. Gesundheitsmanagement in Krankenhäusern und Pflegeeinrichtungen. Berlin: Springer Verlag.

Greif, Siegfried, Eva Bamberg und Semmer Norbert (Hg.), 1991: Psychischer Streß am Arbeitsplatz. Göttingen: Hogrefe.

Grillich, Ludwig und Ernst Neudorfer, 2005: Evaluation des Modellprojekts „Betriebliche Gesundheitsförderung in der mobilen Pflege und Betreuung". Abschlussbericht. Wien: diepartner.at Sozial - & Gesundheitsmanagement GmbH.

Grossmann, Ralph, 1993: Gesundheitsförderung durch Organisationsentwicklung - Organisationsentwicklung durch Projektmanagement. S. 43-60. In: *Pelikan, Jürgen M., Hildegard Demmer und Klaus Hurrelmann* (Hg.): Gesundheitsförderung durch Organisationsentwicklung. Konzepte, Strategien und Projekte für Betriebe, Krankenhäuser und Schulen. Weinheim, München: Juventa Verlag.

Grossmann, Ralph und Klaus Scala, 2001a: Gesundheit durch Projekte fördern. Ein Konzept zur Gesundheitsförderung durch Organisationsentwicklung und Projektmanagement. Weinheim: Juventa Verlag.

Grossmann, Ralph und Klaus Scala, 2001b: Professionelle Organisationsentwicklung als Qualitätsdimension der Gesundheitsförderung. S. 73-86. In: *BZgA – Bundeszentrale für gesundheitliche Aufklärung* (Hg.): Qualitätsmanagement in Gesundheitsförderung und Prävention. Grundsätze, Methoden und Anforderungen. Band 15. Köln.

Hacker, Winfried, 1994: Handlung. S. 275-283. In: *Asanger, Roland und Gerd Wenninger* (Hg.): Handwörterbuch Psychologie. München: Verlags Union.

Hasselhorn, Hans-Martin, Peter Tackenberg, Bernd Hans Müller und die NEXT-Studiengruppe, 2005: Warum will Pflegepersonal in Europa die Pflege verlassen? S. 124-134. In: *BAuA - Bundesanstalt für Arbeitsschutz und Arbeitsmedizin* (Hg.): Berufsausstieg bei Pflegepersonal. Arbeitsbedingungen und beabsichtigter Berufsausstieg bei Pflegepersonal in Deutschland und Europa. Band 15. Dortmund, Berlin, Dresden: Wirtschaftsverlag NW.

Hauptverband der österreichischen Sozialversicherungsträger (Hg.), 2007: Betriebliche Gesundheitsförderung. Handbuch. Linz: Österreichisches Netzwerk für Betriebliche Gesundheitsförderung.

Helmenstein, Christian, Maria M. Hofmarcher, Anna Kleissner, Monika Riedel, Gerald Röhrling und Alexander Schnabl, 2004: Ökonomischer Nutzen Betrieblicher Gesundheitsförderung. Endbericht. Studie im Auftrag des Bundeskanzleramts, Sektion Sport. Wien.

Hickel, Susanne und Tamara Palkovich, 2005: Workplace Health Promotion in Domiciliary Care Sector - an Austrian Project. In: Journal of Integrated Care Volume 13, 4. August/2005.

Hickel, Susanne, Tamara Palkovich und Gert Lang, 2003: Belastungen, Ressourcen und Gesundheit bei Beschäftigten in der mobilen Pflege und Betreuung. Ergebnisbericht einer Fragebogenerhebung in den Gesundheits- und Sozialen Diensten des Wiener

Roten Kreuzes. Wien: Forschungsinstitut des Wiener Roten Kreuzes.

Hirtenlehner, Helmut und Walter Pilwein, 2006: Der ganzheitliche Ansatz der Betrieblichen Gesundheitsförderung am Beispiel eines Modell-Projektes in einer Papierfabrik. S. 83-97. In: *Meggeneder, Oskar und Helmut Hirtenlehner* (Hg.): Zehn Jahre Betriebliche Gesundheitsförderung in Österreich. Forschungsstand - Strukturen - Entwicklungen. Frankfurt am Main: Mabuse Verlag.

Hurrelmann, Klaus, 2003a: Determinanten von Gesundheit. S. 26-28. In: *BZgA* (Hg.): Leitbegriffe der Gesundheitsförderung. Schwabenheim: Fachverlag Peter Sabo.

Hurrelmann, Klaus, 2003b: Gesundheitssoziologie. Eine Einführung in sozialwissenschaftliche Theorien von Krankheitsprävention und Gesundheitsförderung. Weinheim, München: Juventa Verlag.

Hurrelmann, Klaus und Ulrich Laaser (Hg.), 1993: Gesundheitswissenschaften. Handbuch für Lehre, Forschung und Praxis. Weinheim und Basel: Beltz Verlag.

Ilmarinen, Juhani und Jürgen Tempel, 2002: Arbeitsfähigkeit 2010. Was können wir tun, damit Sie gesund bleiben? Hamburg: VSA-Verlag.

Jahn, Ingeborg und Petra Kolip, 2002: Die Kategorie Geschlecht als Kriterium für die Projektförderung von Gesundheitsförderung Schweiz. Bremen: Bremer Institut für Präventionsforschung und Sozialmedizin.

Jedelsky, Elisabeth (Hg.), 2006: Heimhilfe. Praxisleitfaden für die mobile Betreuung zuhause. Wien: Springer Verlag.

Kanatschnig, Dietmar und Petra Schmutz, 2000: Leitfaden zur Selbstevaluation – 20 Arbeitsschritte zur Optimierung der Projektarbeit. Wien: Bundesministerium für Land- und Forstwirtschaft, Umwelt und Wasserwirtschaft.

Karazman, Rudolf, 2004: Generationenbalance. Wege zum 3-Generationen-Unternehmen. S. 129-136. In: *Industriellenvereinigung, Österreichische Bundesarbeiterkammer, Wirtschaftskammern Österreich und Österreichischer Gewerkschaftsbund* (Hg.): Alternsgerechte Arbeitswelt. Wien.

Kickbusch, Ilona, 1996: Zehn Jahre nach Ottawa. Herausforderungen für die Zukunft. In: Prävention 19/1996: S. 35-36.

Kistler, Ernst und Tatjana Fuchs, 2004: Was ist Gute Arbeit? Anforderungen aus der Sicht von Erwerbstätigen. Zwischenbericht. Eine repräsentative Befragung im Rahmen der Initiative Neue Qualität der Arbeit (INQA). Stadtbergen: INQA.

Krajic, Karl, Peter Nowak und Elisabeth Rappold, 2005: Pflegenotstand in der mobilen Pflege? Diagnosen und Lösungsmöglichkeiten. Wissenschaftliches Gutachten gefördert durch die Fachgruppenvereinigung Gesundheitsberufe im ÖGB. Wien: Ludwig-Boltzmann-Institut für Medizin- und Gesundheitssoziologie.

Kreis, Julia und Wolfgang Bödeker, 2003: Gesundheitlicher und ökonomischer Nutzen betrieblicher Gesundheitsförderung und Prävention. Zusammenstellung der wissenschaftlichen Evidenz. Essen: BKK Bundesverband und Hauptverband der gewerblichen Berufsgenossenschaften.

Krenn, Manfred, 2004: „... und dann fall ich über den Menschen her." Die Gefährdung des doppelten Subjektcharakters interaktiver Arbeit in der mobilen Pflege durch Ökonomisierung und Standardisierung. FORBA-Schriftenreihe 2/2004.

Krenn, Manfred und Ulrike Papouschek, 2003: Mobile Pflege und Betreuung als interaktive Arbeit: Anforderungen und Belastungen. Qualitative Studie im Auftrag des Forschungsinstitutes des Wiener Roten Kreuzes im Rahmen des Moduls 6 „Betriebliche Gesundheitsförderung in der mobilen Pflege und Betreuung". FORBA-Forschungsbericht 3/2003. Wien: Forschungs- und Beratungsstelle Arbeitswelt.

Krenn, Manfred, Ulrike Papouschek und Ruth Sima, 2004: Soziale Dienste (Mobile Pflege) in Österreich - Skizze eines Sektors. Auszug aus dem EAP-Zwischenbericht. Wien: Forschungs- und Beratungsstelle Arbeitswelt.

Krenn, Manfred und Marion Vogt, 2004: Ältere Arbeitskräfte in belastungsintensiven Tätigkeitsbereichen: Probleme und Gestaltungsansätze. Studie im Auftrag der Kammer für Arbeiter und Angestellte Wien und der Gewerkschaft Bau-Holz. FORBA-Forschungsbericht 1/2004. Wien: Forschungs- und Beratungsstelle Arbeitswelt.

Kriener, Brigit, Ernst Neudorfer, Daniela Künzel und Alice Aichinger, 2004: Gesund durchs Arbeitsleben. Empfehlungen für eine zukunfts- und alternsorientierte betriebliche Gesundheitsförderung in Klein- und Mittelunternehmen. Wien: Im Auftrag der Wirtschaftskammer Österreich.

Küsgens, Ingrid, 2005: Krankheitsbedingte Fehlzeiten in Altenpflegeberufen. Eine Untersuchung der in Altenpflegeeinrichtungen tätigen AOK-Versicherten, 2003. S. 203-219. In: *Badura, Bernhard, Henner Schellschmidt und Christian Vetter* (Hg.): Fehlzeitenreport 2004. Gesundheitsmanagement in Krankenhäusern und Pflegeeinrichtungen. Berlin: Springer Verlag.

Macha, Markus, 2005: Der ökonomische Nutzen betrieblicher Gesundheitsförderung in der Betriebswirtschaft. Diplomarbeit. Salzburg: Fachhochschule Salzburg.

Maunz, Sabine, 2006: Wenn Menschen, die führen, sich erschöpfen - Management-Burnout im Gesundheitswesen und seine Folgen. In: Zeitschrift Psychologie in Österreich, Sonderausgabe Betriebliche Gesundheitsvorsorge April/26. Jg.: S. 110-115.

Meggeneder, Oskar und Helmut Hirtenlehner (Hg.), 2006: Zehn Jahre Betriebliche Gesundheitsförderung in Österreich. Forschungsstand – Strukturen – Entwicklungen. Frankfurt am Main: Mabuse Verlag.

Meggeneder, Oskar, Klaus Pelster und Reinholt Sochert (Hg.), 2005: Betriebliche Gesundheitsförderung in kleinen und mittleren Unternehmen. Bern: Verlag Hans Huber.

Mohr, Henrike, 2002: Alterns- und altersgerechte Erwerbsarbeit. Leitfaden für überbetriebliche Akteure. Broschürenreihe: Demographie und Erwerbsarbeit. Stuttgart: Öffentlichkeits- und Marketingstrategie demographischer Wandel.

Morschhäuser, Martina, 1999: Grundzüge altersgerechter Arbeitsgestaltung. S. 101-185. In: *Gussone, Max, Achim Huber, Martina Morschhäuser und Joachim Petrenz* (Hg.): Ältere Arbeitnehmer. Altern und Erwerbsarbeit in rechtlicher, arbeits- und sozialwissenschaftlicher Sicht. Frankfurt/Main.

Morschhäuser, Martina (Hg.), 2002: Gesund bis zur Rente. Konzepte gesundheits- und alternsgerechter Arbeits- und Personalpolitik. Stuttgart: Öffentlichkeits- und Marketingstrategie demographischer Wandel.

Münch, Eckhard, 2003: Projektmanagement. S. 191-200. In: *Badura, Bernhard und Thomas Hehlmann* (Hg.): Betriebliche Gesundheitspolitik. Der Weg zur gesunden Organisation. Berlin, Heidelberg, New York: Springer Verlag.

Naidoo, Jennie und Jane Wills, 2003: Lehrbuch der Gesundheitsförderung. Umfassend und anschaulich mit vielen Beispielen und Projekten aus der Praxis der Gesundheitsförderung. Köln: BZgA - Bundeszentrale für gesundheitliche Aufklärung.

ÖBIG – Österreichisches Bundesinstitut für Gesundheitswesen (Hg.), 2006: Österreichischer Pflegebericht. Im Auftrag des Bundesministeriums für Gesundheit und Frauen. Wien: Österreichisches Bundesinstitut für Gesundheitswesen.

ÖBIG – Österreichisches Bundesinstitut für Gesundheitswesen (Hg.), 1997: Arbeitssituation. Ambulante Pflege- und Sozialdienste Wiens. Wien: Österreichisches Bundesinstitut für Gesundheitswesen.

Österreichische Kontaktstelle für Betriebliche Gesundheitsförderung, 2006: Projektleitfaden „WEG". Betriebliche Gesundheitsförderung – Ein guter Weg für kleinere und mittelständische Unternehmen. Sieben Bände. Linz.

Österreichisches Netzwerk für Betriebliche Gesundheitsförderung (Hg.), 2001: Handbuch Betriebliche Gesundheitsförderung. Linz: Österreichisches Netzwerk für Betriebliche Gesundheitsförderung.

Palkovich, Tamara, Susanne Hickel und Gert Lang, 2003: Belastungen, Ressourcen und Gesundheit bei Beschäftigten in der mobilen Pflege und Betreuung. Ergebnisbericht einer Fragebogenerhebung im Fachbereich Pflege der Magistratsabteilung 47. Langfassung. Bericht des Forschungsinstitutes des Wiener Roten Kreuzes. Wien.

Pelikan, Jürgen M., Hildegard Demmer und Klaus Hurrelmann (Hg.), 1993: Gesundheitsförderung durch Organisationsentwicklung. Konzepte, Strategien und Projekte für Betriebe, Krankenhäuser und Schulen. Weinheim, München: Juventa Verlag.

Pfabigan, Doris, 2007: Kultursensible Pflege und Betreuung - Methodische Ermutigungen für die Aus- und Weiterbildung. Wien: ABZ Ausbildungszentrum des Wiener Roten Kreuzes in Kooperation mit dem Forschungsinstitut des Wiener Roten Kreuzes. http://www.wrk.at/abz und http://www.wrk.at/forschungsinstitut (20. 3. 2007).

Pfaff, Holger, 2001: Evaluation und Qualitätssicherung des betrieblichen Gesundheitsmanagements. S. 27-49. In: *Pfaff, Holger und Wolfgang Slesina* (Hg.): Effektive betriebliche Gesundheitsförderung. Konzepte und methodische Ansätze zur Evaluation und Qualitätssicherung. Weinheim: Juventa Verlag.

Pirolt, Elfriede und Gabriele Schauer, 2001: Gesundheitszirkelarbeit mit Frauen. Handbuch. Erfahrungen, Tipps, Empfehlungen und Beispiele aus der Praxis. Linz: ppm forschung + beratung.

Pirolt, Elfriede und Gabriele Schauer, 2005: Geschlecht als Qualitätsmerkmal der betrieblichen Gesundheitsförderung. Leitfaden. Linz: ppm forschung + beratung.

Pochobradsky, Elisabeth, Claudia Nemeth und Eva Schaffenberger, 2002: Beschäftigte im Bereich Pflege und Betreuung. Wien: Österreichisches Bundesinstitut für Gesundheitswesen.

ppm forschung + beratung, 2007: switch2006.at - Umsetzung, entwickelt im Rahmen des FGÖ Modellprojektes switch2006.at durch ppm forschung + beratung. http://www.ppm.at/switch/downloads/umsetzung/umsetzung.pdf (26. 2. 2007).

Prager, Sonja und Nora Hlous, 2006: Psychosoziale Krisen in Unternehmen. Praxishandbuch für Führungskräfte. Wien: Facultas Verlag.

Resch, Katharina, 2007: Gesundheitsförderung als neue Aufgabe der gesetzlichen Krankenversicherungen in Österreich - Alibi oder Re-orientierung? Diplomarbeit. Wien: Universität Wien.

Resch, Katharina, Karin Rainer und Sophie Böhm, 2007: Lebenswerte Arbeit. Arbeitsbedingungen, Gesundheitsförderung und Trends in der mobilen Pflege und Betreuung. Ergebnisse einer qualitativen Befragung mit ausgewählten Trägerorganisationen in Ostösterreich. http://www.wrk.at/forschungsinstitut. Wien: Forschungsinstitut des Wiener Rotes Kreuzes.

Ropin, Klaus, 2006: Betriebliche Gesundheitsförderung aus der Sicht des Fonds Gesundes Österreich. S. 73-82. In: *Meggeneder, Oskar und Helmut Hirtenlehner* (Hg.): Zehn Jahre Betriebliche Gesundheitsförderung in Österreich. Forschungsstand – Strukturen – Entwicklungen. Frankfurt am Main: Mabuse Verlag.

Schaffenberger, Eva, Juraszovich Brigitte und Pochobradsky Elisabeth, 1999: Dienste und Einrichtungen für pflegebedürftige Menschen in Österreich. Übersicht über die Bedarfs- und Entwicklungspläne der Länder. Wien: Österreichisches Bundesinstitut für Gesundheitswesen.

Schaffenberger, Eva und Elisabeth Pochobradsky, 2004: Ausbau der Dienste und Einrichtungen für pflegebedürftige Menschen in Österreich - Zwischenbilanz. Im Auftrag des Bundesministeriums für Soziale Sicherheit, Generationen und Konsumentenschutz. Wien: Österreichisches Bundesinstitut für Gesundheitswesen.

Scharinger, Christian, 2006: Projektleitfaden „WEG". Betriebliche Gesundheitsförderung - Ein guter Weg für kleinere mittelständische Unternehmen. Linz: Österreichische Kontaktstelle für Betriebliche Gesundheitsförderung c/o Oberösterreichische Gebietskrankenkasse.

Schneider, Ulrike und August Österle, 2003: Gesundheitssicherung im Alter aus ökonomischer Perspektive. S. 225-245. In: *Rosenmayr, Leopold und Franz Böhmer* (Hg.): Hoffnung Alter. Forschung, Theorie, Praxis. Wien: WUV Universitätsverlag.

Schoot van der, Esther, Halszka Oginska, Madeleine Estryn-Behar und die NEXT-Studiengruppe, 2005: Burnout im Pflegeberuf in Europa. S. 57-62. In: *BAuA - Bundesanstalt für Arbeitsschutz und Arbeitsmedizin* (Hg.): Berufsausstieg bei Pflegepersonal. Arbeitsbedingungen und beabsichtigter Berufsausstieg bei Pflegepersonal in Deutschland und Europa. 15. Dortmund, Berlin, Dresden: Wirtschaftsverlag NW.

Schützendorf, Erich, 2006: Wer pflegt, muss sich pflegen. Belastungen in der Altenpflege meistern. Wien: Springer Verlag.

Schwendenwein, Joachim, 1997: Gesundheitsförderung durch Organisationsentwicklung: Der Krankenstand als Evaluationsindikator. München, Wien: Profil Verlag.

Siegrist, Johannes, 1996: Soziale Krisen und Gesundheit. Göttingen: Hogrefe.

Siegrist, Johannes, 2002: Stress am Arbeitsplatz. S. 554-557. In: *Schwarzer, Ralf, Matthias Jerusalem und Hannelore Weber* (Hg.): Gesundheitspsychologie von A bis Z. Ein Handwörterbuch. Göttingen: Hogrefe.

Siegrist, Johannes und Andreas Rödel, 2005: Arbeitsbelastungen im Altenpflegeberuf unter besonderer Berücksichtigung der Wiedereinstiegsproblematik. Zusammenfassung der Ergebnisse einer Literaturrecherche und bibliographische Hinweise. Düsseldorf: Institut für Medizinische Soziologie der Heinrich Heine-Universität Düsseldorf.

Simsa, Ruth, 2004: Arbeitszufriedenheit und Motivation in mobilen Diensten sowie Alten- und Pflegeheimen. Forschungsergebnisse und Ansatzpunkte für Personalmanagement und Politik. In: WISO 2/27: S. 57-77.

Simsa, Ruth, 2006: Navigation auf rauer See: Gegenwärtige Veränderungen und Herausforderungen an NPOs. S. 82-92. In: *Sprengseis, Gabriele und Gert Lang* (Hg.): Vom Wissen zum Können. Forschung für NPOs im Gesundheits- und Sozialbereich. Wien: Facultas Verlag.

Simsa, Ruth, Christian Schober und Doris Schober, 2003: Personalmanagement und Arbeitszufriedenheit in Organisationen der Altenbetreuung und -pflege. Teilbericht des Forschungsprojekts P 14769: „Beschäftigung im Nonprofit Sektor". Wien.

Simsa, Ruth, Christian Schober und Doris Schober, 2004: Nonprofit Organisationen im sozialen Dienstleistungsbereich - Bedeutung, Rahmenbedingungen, Perspektiven. Studie im Auftrag der BAG „Freie Wohlfahrt". Wien: Institut für Interdisziplinäre Nonprofit Forschung an der Wirtschaftsuniversität Wien.

Spicker, Ingrid, 2005: Betriebliche Gesundheitsförderung in der mobilen Pflege und Betreuung. Projektabschlussbericht. Wien: Forschungsinstitut des Wiener Roten Kreuzes.

Spicker, Ingrid, 2006: Betriebliche Gesundheitsförderung in der mobilen Pflege und Betreuung. S. 129-140. In: *Sprengseis, Gabriele und Gert Lang* (Hg.): Vom Wissen zum Können. Forschung für NPOs im Gesundheits- und Sozialbereich. Wien: Facultas Verlag.

Sprengseis, Gabriele und Gert Lang (Hg.), 2006: Vom Wissen zum Können. Forschung für NPOs im Gesundheits- und Sozialbereich. Wien: Facultas Verlag.

Strobel, Gudrun und Ulf Lehnig, 2003: Beschäftigte im Außendienst: psychosoziale Arbeitsbedingungen. Dortmund, Berlin, Dresden: BAuA - Bundesanstalt für Arbeitsschutz und Arbeitsmedizin.

Stuber, Michael, 2004: Diversity. Das Potenzial von Vielfalt nutzen - den Erfolg durch Offenheit steigern. München: Luchterhand.

Tempel, Günter, 2001: Externe Evaluation als Instrument des Qualitätsmanagements? Vor- und Nachteile am Beispiel zweier Projekte der AOK Niedersachsen. S. 262-268. In: *BZgA – Bundeszentrale für gesundheitliche Aufklärung* (Hg.): Qualitätsmanagement in Gesundheitsförderung und Prävention. Grundsätze, Methoden und Anforderungen. Band 15. Köln.

Udris, Ivars, Ueli Kraft und Carin Mussmann, 1991: Warum sind „gesunde" Personen „gesund"? Untersuchungen zu Ressourcen von Gesundheit. Forschungsprojekt SALUTE - Personale und organisationale Ressourcen der Salutogenese (Bericht Nr. 1). Zürich: Eidgenössische Technische Hochschule, Institut für Arbeitspsychologie.

Ulich, Eberhard und Marc Wülser, 2004: Gesundheitsmanagement in Unternehmen. Wiesbaden: Gabler Verlag.

Vetter, Christian, 2005: Krankheitsbedingte Fehlzeiten in deutschen Krankenhäusern. S. 65-80. In: *Badura, Bernhard, Henner Schellschmidt und Christian Vetter* (Hg.): Fehlzeitenreport 2004. Gesundheitsmanagement in Krankenhäusern und Pflegeeinrichtungen. Berlin: Springer Verlag.

Walter, Uta, 2003: Vorgehensweisen und Erfolgsfaktoren. S. 73-109. In: *Badura, Bernhard und Thomas Hehlmann* (Hg.): Betriebliche Gesundheitspolitik. Der Weg zur gesunden Organisation. Berlin, Heidelberg, New York: Springer Verlag.

Weiss-Faßbinder, Susanne und Alexander Lust (Hg.), 2000: Gesundheits- und Krankenpflegegesetz-GuKG. Wien: Manzsche Verlags- und Universitätsbuchhandlung.

Westermayer, Gerhard, 1998: Organisationsentwicklung und betriebliche Gesundheitsförderung. S. 119-132. In: *Bamberg, Eva, Antje Ducki und Anna-Marie Metz* (Hg.): Handbuch Betriebliche Gesundheitsförderung. Arbeits- und organisationspsychologische Methoden und Konzepte. Göttingen: Verlag für Angewandte Psychologie.

WHO – World Health Organization, 1986: Ottawa Charta. Genf: WHO.

Wiener Heimhilfegesetz, 1997: Gesetz über das Berufsbild, die Aus- und Fortbildung sowie die Durchführung der Heimhilfe. Wien.

Wirtschaftskammer Österreich, Bundesarbeitskammer und Österreichischer Gewerkschaftsbund (Hg.), 2005: IMPULS. Betriebliche Analyse der Arbeitsbedingungen. Gefördert von der EU im Rahmen der Europäischen Woche für Sicherheit und Gesundheitsschutz am Arbeitsplatz im Oktober 2002. Eine Initiative zur betrieblichen Gesundheitsförderung. Wien.

Zimber, Andreas, o. J.: Wie Führungskräfte zur Mitarbeitergesundheit beitragen können: eine Pilotstudie in ausgewählten BGW-Mitgliedsbetrieben. Literaturanalyse. Heidelberg: BGW.

Stichwortverzeichnis

Erich Schützendorf

Wer pflegt, muss sich pflegen

Belastungen in der Altenpflege meistern

2006. IX, 164 S. 34 Abb. in Farbe.
Broschiert **EUR 19,90**, sFr 30,50
ISBN 978-3-211-29135-1

„Wo soll ich hin?" fragt Frau Müller auf ihrer Suche nach Geborgenheit. Statt bei ihr zu verweilen, bringt Anne die alte Dame in ihr Zimmer zurück. Der Autor beschreibt Begebenheiten und Geschehnisse aus dem Pflegealltag und versucht sie aus der Sicht der Pflegenden zu deuten und zu erklären. Er benennt anschaulich und praxisnah die oft hilflosen und manchmal verzweifelten Rettungsversuche der Pflegenden vor den Menschen mit Demenz. Mit viel Verständnis für die Mitarbeiter(innen) eröffnet er ihnen mit seinem Bild vom Festland und dem Meer der Ver-rücktheit neue Sichtweisen und Handlungsalternativen. Es ist für Pflegende noch eine ungewohnte Übung, die eigenen Bedürfnisse in den Vordergrund zu stellen und sich in Form von Rettungsbooten, Schleusen und Inseln Überlebenshilfen zu schaffen. Die vielen in der Praxis erprobten Beispiele zeigen, dass sich dieser Weg lohnt, denn am Ende wird die „schwierige" Beziehung für beide leichter: für die Pflegenden und die Menschen mit Demenz.

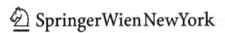

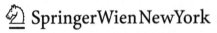